はじめて学ぶ生命倫理

「いのち」は誰が決めるのか

小林亜津子 Kobayashi Atsuko

★――ちくまプリマー新書
167

はじめに

こんにちは。私は大学で倫理学を教えています。おもに医療者を目指す学生さんたちを相手に、生命倫理学の講義をしています。

この本を手に取ってくださったみなさんは、大学生でしょうか。高校生ですか。中学生ですか。それとも社会人の方、医療関係者の方でしょうか。

小学生のときのことです。飼っていたペットがある日突然、行方不明になってしまいました。必死に探したのですが、ようやく見つかったときにはすでに息絶えていました。そのなきがらを目にした瞬間、胸の奥から突き上げるように、つよい悲しみがこみ上げてくるのを覚えました。

涙にくれながら、私は目の前に突きつけられた出来事をこころの底から実感していました。「いのち」が失われたのです。

おばあちゃんが亡くなって、その遺体と初めて対面したときも、同じような感情に襲われました。

生きていたときのおばあちゃんと、今、目の前でじっと横たわったままのおばあちゃん。いつも私の顔を見ると、顔中をほころばせて喜んで迎えてくれたおばあちゃん。なぜ動かないんだろう。何が違うんだろう。そして、なぜ私はこんなに悲しいんだろう……。

「いのち」は目には見えません。手で触れてみることもできません。けれども、それが永遠に失われてしまったということは、誰《だれ》にでも分かります。

「いのち」とは一体なんでしょうか。

「いのち」は、工作のように、身体の構成要素をすべて混ぜ合わせても、けっして作ることができません。そして「いのちの設計図」(ゲノム)もまた、どんな高性能なコンピュータを使ってもいまだに解明しきれない膨大な情報量をたたえています。

このような未知の、何とも不思議なもの、その始まりや終わりを、「決める」のは誰なのでしょうか。それを扱う領域が「生命倫理学」であることを知って、わたしは「生命倫理学」を勉強し始めました。

「いのち」はひとりひとりに、ひとつずつ与えられています。自分自身の「いのち」に向き合うことは誰にでもあるでしょう。

高校生のとき、私は「自分のいのちは自分で決めたい」と思っていました。おそらくみなさんの多くもそうでしょう。けれども、自分の「いのち」だから、自分のことは何でも決められるのでしょうか。このごくシンプルな問いが、実はものすごく複雑な問題と絡んでいることを知ったのは、大学生になってからです。

「いのち」には、必ず「始まり」と「終わり」があります。そして「始まり」と「終わり」のあいだのごく限られた時間を、私たちは必ず「死」に向かって生きています。

よく知られたジョークに「生命とは、受精によって感染する致死的な病気である」という名言があります。正義の味方ウルトラマンが、地球にたった三分間しかいられないように、私たち人間もまた、この地球上にごく限られた時間しか生きることができません。「いのち」には、時間が（切タイマーが）内蔵されているのですね。

「いのち」のタイマーがセットされる時、つまり自分の「いのち」の「始まり」を、私たちは自分で決めることができません。そして幼い子どものときにも、自分の「いのち」や「からだ」に関すること（医療）を自分で決めることはできません。判断能力がないですよね。

大人になったらどうでしょう。日常的な医療行為については、自分で決めることができるかもしれません。けれども、たとえば「安楽死」を要請することはできるのでしょうか。現在、ごく限られた国や地域を除いては、致死薬を用いて死ぬ権利は認められていません。自分の「いのち」なのに？　と思うかもしれません。なぜなのかは、第1章でみましょう。

そして大人になっても、事故や病気で意識を失ったり、認知症になったりすれば、また自分の「いのち」にかかわる医療を自分で決めることができなくなります。

「生命倫理学」は、このように「いのち」を、誰が、どのようにして決めるのかを議論する過程で形成されてきた学問です。だから、決してとっつきにくい学問でも、みなさんにとって無縁な学問でもありません。それは人間の生と死、「いのち」の「始まり」と「終わり」のあいだに起こるさまざまな問題と向き合う学問です。人間である限り、それは私たちの誰もが避けることのできない問題です。

さらに「いのち」は人間だけに与えられているものではありません。そう、人間以外の動物、イヌやネコ、パンダやキリンやチンパンジー、そして魚や虫や植物だって、みんな「いのち」がありますね。

そうそう、大事なことを言い忘れていました。

この本は、みなさんに何かを「教える」ための教科書として書かれたものではありません。みなさんひとりひとりに、自分の頭を使って、のびのびと自由な発想で「いのちの決定」について考えてもらうための「場」を提供したいと考えて書いたものです。

医療技術の進歩やそれにともなうさまざまな出来事は、情報として、日々、私たちの耳から入ってきます。それを「ふーん、そうなんだ」と知るだけではなく、もう一歩踏み込んで、「いったい、これは誰が決めるんだろう」「どうやって決めればいいんだろう」という問題意識を練り上げてもらいたいと思うのです。

ですから、この本を書くとき、私はできるだけ文章のなかに、皆さんの思考力や想像力を生き生きと働かせるための「余白」を織り込もうと試みました。読みながら、「えー、そうなのかな」とか、「うーん、これは違うかも」と自問自答できるような本にしたかったのです。考えてもらう時間をとるために、みなさんに本を閉じてもらうこともあります。

倫理学は、このような自分自身との対話から始まります。みなさん自身の心のなかの素朴な疑問、ほんのささいな引っかかりと思われるものを大切にして、見逃さないようにしてください。それこそが、倫理学の世界への入り口になるのです。

あなたはもう扉の前に立っています。さあ、一緒に「生命倫理学」の世界をのぞいてみましょう。ソファに座ったままでも、ベッドに寝転んでいてもかまいません。もちろん、拾い読みだけでも大歓迎です。

各章に登場するモラル・ジレンマを、一緒になって「体験」していくうちに、私たちがいつもおなじ問いかけに立ち返ってくることに気づくでしょう。ときどきページをめくる手を止めて、自分自身に問いかけてみてください。

――「いのち」は誰が決めるのか。

目次 ＊ Contents

本文イラスト　飯箸　薫

第1章　いのちの「終わり」は誰が決めるのか

いのちの「終わり」は誰《だれ》が決めるのでしょうか。

かつて、私たちのいのちの「終わり」は「自然に」訪れるものでした。自発呼吸が止まれば、やがて心臓の鼓動が止まり、最後に脳の機能が停止するという「死の過程」を、とくに疑問もなく（あるいは、やむを得ず）受け入れていました。

ところが、一九五〇年代に、人工呼吸器が使われるようになると、自発呼吸ができなくなっても、機械の力を借りて、心臓を動かし続けることができるようになりました。さらに、心肺蘇生《しんぱいそせい》、昇圧剤の投与、栄養チューブや輸液など、さまざまな方法で、「自然」な状態ではすでに失われていたはずのいのちを、つなぎとめることができるようになりました。

人工呼吸器や心肺蘇生によって、一命をとりとめ、その後、無事に社会復帰できた人たちもたくさんいます。しかし、同時に、このような医療技術の進歩によって、医療機器による生命維持（延命）という「前例のない状況」下での、「前例のない倫理問題」が発生することにもなったのです。

“早く逝かせてくれ、頼む”

次のような場面を一緒に考えてみましょう。

シドニィ・シェルダンの小説『女医』に登場する研修医ペイジ・タイラーは、深夜三時に、突然、末期の心臓しゅようの患者ジョン・クロニン氏に呼び出されます。ペイジが駆け付けたとき、クロニン氏はがんの激痛によってけいれんを起こしながら、弱々しい声で訴えました。

「痛み止めがぜんぜん効かないんだ。この苦しみにはもう耐えられない。わしを逝《い》かせてくれ」

今すぐに自分を死なせてくれ、そう頼んだのです。

ペイジはクロニン氏の手を握りながら、こういうしかありませんでした。

「それはできないのよ、ジョン」

「わしはもうくたくただよ、ペイジ。……わしは痛みに弱いんだ。こんなに管をたくさんつけられて、実験動物みたいに縛りつけられているのはもうたまらん。……このまま死ぬしかないんだから、早く逝かせてくれ、頼む！」

全身から声をしぼり出して、必死にそう訴えるクロニン氏から目をそらすことができないまま、ペイジは、しばらく沈黙していました。（ジョンをこのまま苦しみにさらし続けていてよいのだろうか。これ以上、医療にできることはない。彼の余命はあと数日……。）

ペイジの心のなかに芽生え始めた疑問を促すかのように、クロニン氏はなおも訴えます。

「お願いだ……なんとかしてくれ……」「わしの生命なんだぞ、ペイジ……わしの好きなようにさせてくれ」（シドニィ・シェルダン著、天馬龍行訳『女医』〈下〉アカデミー出版、一九九八年、一八四ページ以下）。

ペイジはどうしたらよいのでしょうか。

いのちの「終わり」の選択

あなたがペイジだったら、どうするかを考えてみましょう。

いのちの「終わり方」の代表的な選択肢をあげてみます。

①痛み止めが全く効かないのなら、鎮静剤で意識レベルを下げ、クロニン氏に眠ってもらうしかない（目が覚めると、また痛みだすので、死ぬまで眠り続けてもらう）。

②クロニン氏が、肺炎や呼吸困難を起したとき、治療を差し控える（ただし、この場合でも、痛みを和らげる治療は、最後まで継続されます）。

③クロニン氏の希望通り、致死薬を投与して死なせる。

④生命はすべて尊いものなのだから、最後までクロニン氏の延命治療を行う。

さあ、どれを選びましたか。

クロニン氏は「わしの生命なんだぞ、ペイジ」と言っていました。

みなさんも「そうだ、自分のいのちは自分のものだ」と思いますか。

あるいは「いのちが自分のものかは分からないけど、自分のいのちの「終わり」は自分で決めたい」、「治らない病気で、もうじき死ぬんだったら、自分で死に方を選びたい」と思うでしょうか。

少なくともこのような場合、クロニン氏は、自分のいのちの「終わり」を「自分の好きなように」決められるのかどうか、気になりますよね。

現在、世界中のほとんどの国では、人間には「自分のいのちを終わらせる権利」（死ぬ権利）はないけれど、治らない病気でじきに死んでしまう場合には「いのちの終わらせ方を選ぶ権利」（死の迎え方の選択権）はあるとされています。

まぎらわしいかも知れませんが、この二つは区別されています。

たとえ治らない病気であっても、自殺をする権利や、「楽に死ねるように」医師から致死薬を処方してもらい、自殺の手助けをしてもらうことを要請する権利は（後者は、ベネルクス三国をはじめとする一部の国や州を除いて）、認められてはいません。

けれども、病気で死に近づきつつあるときに、薬でできるだけ身体の痛みを感じないようにしたいとか（その結果、死期が早まることもあります）、医療機器や薬でいのちを「引き延ばす」ことはしてほしくないということであれば、希望が叶《かな》えられることもあります。

自己決定権とは

「でも、よく患者の自己決定権っていうでしょ？　自己決定の権利なんだから、自殺や安楽死の権利があったっていいじゃないか」という人もいるかもしれません。

患者が自己決定権をもつ、自分の「いのち」を自分で決める権利をもつということは、どういうことなのでしょうか。たしかに単純に考えれば、自分の「いのち」についての処分権をもつということでしょう。

たとえば、私が自分のもっている一万円札を何にどう使おうが、私の自由ですよね。その一万円を赤十字に寄付するか、みなさんにご馳走するかは、私が自由に決めることができます。私は自分の持ち物（一万円札）についての処分権をもっているからです。

同じように、「いのち」が患者本人の所有物であれば、患者は自由な処分権、つまり自殺の権利をもっていることになります。

私も高校生のときには、このように単純に考えていました。「いのち」は自分の所有物なんだから、自殺する権利だってあるはずだ、と（別に自殺願望があったわけではありませんよ）。欧米で、患者本人の要請に基づいて自殺の手助けをした医師が有罪になった事件を聞いて、おかしな話だなと思っていたのです。医師は患者の自殺権をサポートしてくれたのに、なぜ罪に問われるんだろうと。

けれども、現在、自己決定権をこのように解釈する人は、けっして多くはありません。主流を占めている考え方は、こうです。

「いのち」は個人の自由な処分の対象ではなく、自殺の権利は存在しない。けれども、患者は「いのち」ではなく、自分の「いのちの質」（生命の質、QOL）についての決定権をもっている。苦痛を回避したり、自分の尊厳に反するような「いのちの状態」を避けたりするためであれば、治療を拒否すること（国や地域によっては安楽死を要請すること）は許される、と。

自分のいのちなのに、なぜ自由に決められないんだろうと思うかもしれませんが、実際に致死薬を処方したりするのは、医師になりますから、医師の行為が法律や倫理から見てどうなるのかということも問題となってきます。

医師にできるのはどこまでか

四つの選択肢のうち、医師の行為として問題となるのは、①②③です。この三つは、最後の④とは違って、何らかの形で患者の死期を早めたり、患者の意識を失わせたりする行為だからです。

医療以外の場面を考えてみればわかりやすいでしょう。ふつう相手を薬で意識不明にさせたり、相手の生命を奪ったりすることは、「殺人」や「傷害」の罪になりますよね。①②③の選択肢のうち、クロニン氏が選べる（医師が行うことが許される）のは、①と②です。③は、ごく一部の国を除いて禁止されている行為で、これを行った場合、医師は「殺人罪」で起訴される可能性があります。ペイジも「それはできないのよ、ジョン」といっていましたね。「殺人」の罪にあたるからです。

いのちの「終わり」の選択について、どんな議論があるのでしょうか。ちょっとのぞいてみましょう。みなさんも自分だったらどのように「終わり」を迎えたいのかを考えてみてください。

眠ってもらう「鎮静」(セデーション)

選択肢①は、痛み止めが効かないので、薬で眠ってもらうという方法ですね。これは「緩和鎮静」(Palliative Sedation)と呼ばれる方法で、「緩和ケア」の最終手段として用いられています。

「緩和ケア」とは、クロニン氏のように、がんの疼痛《とうつう》に苦しむ患者に、モルヒネなどの医療用麻薬を投与して、痛みを和らげることです。麻薬が医療の現場で使われているなんて、と驚かれた方もいらっしゃるでしょう。ヨーロッパには、コカインを医療用麻薬として使っている国もあります。

麻薬の投与は、たしかに患者の痛みを和らげることができるのですが、耐性ができてしまう(身体が麻薬に慣れて、効き目が薄れてしまう)という問題点があります。クロニン氏が訴えたように、「痛み止めがまったく効かな」くなってしまいます。このような場合にどうするかが「緩和ケア」の最大の課題となっていました。

この「緩和ケア」の「限界」を克服する方法として考え出されたのが、「鎮静」（セデーション）です（正確には「持続的な深い鎮静」continuous deep sedation）に分類されます）。モルヒネによるペインコントロールが限界に達したとき、鎮静剤を投与して、患者の意識を失わせる（人工的に眠った状態にする）ことです。苦痛を感じる意識の活動そのものを封じ込めてしまえば、当然ながら、苦しむことはなくなりますよね。意識を失うことと引き換えに、苦痛から解放されるということです。

日本の場合、この「鎮静」を必要とする患者（痛みにモルヒネが効かなくなる患者）は、がん患者の約一割だそうです。日本の近年のがん死亡者数は年間三二万〜三三万人ですから、そのうちの一割、約三万人が、終末期に「鎮静」を必要とする状況にあることになります。けっして少なくはない数字です。

もしみなさん自身が、クロニン氏のように、痛み止めがまったく効かず、あまりの痛さにけいれんを起こしてしまうほどの状況になったら、苦痛から逃れるために「鎮静」を受けたいと思うでしょうか。

「眠ってしまえば、痛くないから楽」、「痛くならない方法がこれしかないんだったら、仕方がないな」という人もいるかもしれません。

オランダでは近年、医師に致死薬を投与してもらう「安楽死」(選択肢③)の代わりに、この「鎮静」を選ぶ末期患者が増えています。「鎮静」は、患者を「死なせる」わけではないので、家族や医療者にとっても、「安楽死」よりは、はるかに抵抗感の少ない選択肢かもしれません。

たしかに肉体的苦痛だけが問題であれば、「鎮静」で解決できるかもしれませんが、「意識を失う」ということは、私たちにとって大きな問題です。

精神的な安楽死

死ぬまでずっと眠り続ける「鎮静」は、「精神的な安楽死」とも呼ばれています。これは理想的な死の迎え方ではないという人もいます。

日本人を対象にした調査では、自分のいのちの「終わり」を自覚した末期患者のうち、「尊厳ある死」を希望したり、家族や友人にあいさつしたりするなど「死への準備」を大切にしたいと考える人たちは、最期のときに、意識が清明であること（意識がはっきりしていること）を望んで、「終末期鎮静」を拒否する傾向があることがわかっています。

薬で寝かしつけられてしまったら、自分で身なりを整えることも、親しい人たちと話をすることもできませんよね。「意識がないんだから、そんなこと考えないよ」という人もいるかもしれませんが……。

別の調査では、死が近づいた患者は、医療者が考える以上に、精神的な清明さを維持したまま（自分の意識がはっきりした状態で）死のときを迎えることを重視していることがわかりました。頭がしっかりしている状態で、自分の死をきちんと受け入れたいと考えているのですね。みなさんは、いかがでしょうか。

いずれにせよ、ここでの問題は、からだの痛みから患者さんを救うために、患者さんを「人工的な植物状態」にしてしまうということです。病気による激痛に苦しむ状態も、薬で意識がなくなってしまう状態も、どちらも「人間の尊厳」が守られているとはいいにくいかもしれません。

延命より「自然」な死

選択肢②はどうでしょうか。死期の近いクロニン氏が、肺炎や呼吸困難など、いのちに関わる症状を起こしたとき、あえて治療を行わずに、「自然な」死の経過をたどらせることです。

大学の講義で、この問題を学生さんに投げかけると、いつも約七割の人が、②の治療の差し控えを選びます。なぜそれを選んだの？　と聞くと、ほとんどの人が「いちばん自然に近い形で死を迎えられるから」「医師にとっても抵抗感が少ないから」といった理由を挙げます。四つの選択肢のなかでは、もっとも「自然」で「抵抗感が少ない」ということですね。本当にそうなのでしょうか。

肺炎は昔、「老人の友」と言われ、体力の弱った高齢者が苦しまずに死ねる病気でした。けれども、現在は違います。抗生物質（一九五〇年代に登場）を投与すれば、肺炎にかかった高齢者のいのちを助けることができます。呼吸困難も同じです。のどが詰まって呼吸ができなくなってしまったとき、挿管といって、気道に管を通して空気の通り道を作ってあげれば、患者を窒息の危険から救うことができるようになりました。

このような医学的処置によって、いのちを救われて元気になった患者さんもたくさんいます。しかし、クロニン氏の場合はどうでしょうか。

クロニン氏の余命はあと数日。痛み止めが効かなくて、がんによる激痛に苦しんでいます。挿管や抗生物質によって、彼のいのちを一時的に危機から救うことができても、残り数日のいのちを大幅に引き延ばすことはできませんし、何よりも、治療によって延ばされることになった生の時間は、彼にとっては苦しみに耐えるだけの時間となってしまうかもしれません。

クロニン氏にとって、このような治療はわずかな延命にしかならず、しかも本人自身が「このような状態は生きるに値しない」と考えています。また、肺炎も呼吸困難も、医学が発達する前は「自然に」亡くなっていた病気でした。それならば、治療を控えた方がよいのでしょうか。

この選択は、自然死、または尊厳死と呼ばれることもあります。さらに、「ゆきすぎた」延命治療を差し控えて、自然な死の経過を辿《たど》らせる「ナチュラルコースによる死」とも言われます。

こうした呼び方の前提となっているのは、死期の近い患者に対する延命医療は、何か「不自然」で、「人間の尊厳」を損なうというイメージですね。

アメリカでは全ての州で、末期患者に延命治療を拒否する権利を認めています。ですからクロニン氏も、これを選択する権利をもっています（言い遅れましたが、小説の舞台はアメリカです）。

日本の「告知」率

「日本ではどうなっているの？」という声が聞こえてきそうですね。

日本で、自分のいのちの「終わり」を自分で決めることはできるのでしょうか。

これは非常にむずかしい問題です。

厚生労働省による「終末期医療の決定プロセスに関するガイドライン」（二〇〇七年五月、二〇一五年「人生の最終段階における医療の決定プロセスに関するガイドライン」に改定）では、治療の差し控えや治療の中止、緩和ケアなどの終末期の決定（積極的安楽死を除く）については、医療者側から「適切な情報の提供と説明がなされ」、患者本人による決定を基本としたうえで進めることが最重要とされています。

その際、医師ひとりの独断ではなく、医療・ケアチームによって、「本人・家族等の精神的・社会的な援助も含めた総合的な医療・ケアを行うことが必要」とされています。

これだけを見れば、さまざまな医療者の十分なサポートを受けながら、自分で自分の死の迎え方を決められるんだなと思うかもしれません。

しかし、現状は必ずしもそうではありません。

医療者から患者への「情報提供」、とくにいわゆる「病名告知」は、全国の主要な拠点病院や大規模病院では、ほぼ一〇〇％近く行われています（私の本務校の大学病院でもそうです）。できる限り、患者に「真実」を伝え、治療方針についての意向を聞こうとします（「告知」という言い方は、医療者側からの一方的な通告というニュアンスがあるため、今は不適切とされていることもあります）。

他方で、中小規模の一般病院（五〇床以上三〇〇床未満）では、まずは家族に病状を伝え、治療方針についての意向を聞くことが多く、本人の意思確認よりも、家族の意見が治療方針に反映されるケースが多いという調査結果が出ています（本人への「病名告知」率は四五・九％、本人への延命処置の希望確認は一五・二％、余命告知二六・六％。松島の研究による）。

いのちの「終わり」を決める前提となる「病名告知」が十分になされていないのですから、自分で決めたくても決めることができない人も出てくるでしょう。

終末期のサポート体制の遅れ

さらに、厚労省のいう「患者・家族の精神的・社会的な援助も含めた総合的な医療及びケア」も、必ずしも整備されているわけではありません。

日本でも尊厳死や緩和医療の充実が注目されるようになってきていますが、実際のところ、緩和ケアチームや緩和ケア病棟が設置されている医療施設のほとんどは、拠点病院や大規模病院であり、中小規模の病院では対応しきれていないのが現状です。

また、中小規模の病院では、患者や家族の精神的サポートを行う精神科医がいないことも多く、担当医や看護師がその役割を担っており、彼らの負担が増しているという状況が判明しています。治療方針についての説明も十分ではなく、在宅医療の話をせずに、治療の見込みのない患者を退院させることも多い（七割近く）そうです。

現在、亡くなる患者の九〇％近くは、中小規模の病院で死を迎えています。そのため、日本で終末期にある人たちが、自分の意思を十分に反映した「いのちの終わり」を迎えられているのかについては、疑問の余地があります。

クロニン氏やペイジのいるアメリカの病院では、患者に「真実」を伝えることが主流となっています。個人には、自分の死の迎え方の選択権があるという考え方が徹底されているからです。

もちろん、クロニン氏も自分の病状や余命について、ちゃんと「真実」を伝えられています。死の恐怖で混乱し、不安でたまらない時には、病院に常駐するカウンセラーに来てもらうこともできます。このようなことは、日本においてはそう簡単なことではないのかもしれませんね。

ペイジの話に戻りましょう。

〝あんたならやってくれると思ったよ〟

先ほどの『女医』では、ペイジはどのような選択をしたのでしょうか。

ペイジは、しばらくの間、ジョンの手を握りしめながら考えていました。そして、ついに決断しました。

「分かりました、ジョン。なんとかしましょう」

クロニン氏の望み通り、薬で彼のいのちを終わらせる決心をしたのです。

すると、クロニン氏は、心からの安堵《あんど》の笑みをこぼしながら、こう言いました。「あんたならやってくれると思ったよ、ペイジ」。そして、安心したように眼を閉じました。

実はこのとき、クロニン氏はすでに、ペイジに自分の遺産のほとんど（一〇〇万ドル）を譲り渡す遺言を、弁護士に託していたのです（家族にも、もちろんペイジ本人にも内緒で）。

家族以上に篤い信頼を寄せていたペイジに、「安楽死」を依頼したクロニン氏。「あんたならやってくれると思った」――どういう意味でしょう。この医師（ペイジ）なら、法律にとらわれず、自分の苦痛とニーズに誠実に対応してくれるはずだ、ということでしょうか。

この会話の後、ペイジは、多量のインスリンをクロニン氏に投与し、「安らかに眠りなさい」と、泣きながら声をかけます。クロニン氏は、その数時間後に息を引き取ります。その顔はとても安らかでした。

ペイジはあえて、違法とされている「安楽死」を選んだのです。

この話を紹介すると、学生のなかにも、自分もクロニン氏と同じ状況になったら、ペイジのような「信頼できる」医師に、安らかな最期を迎えられるようにお願いしたいという人が出てきます。

たしかに、治療だけでなく、患者を苦痛から解放することもまた、医師の仕事なのでしょう。自分の苦しみに寄り添い、切実なニーズに応えてくれる医師は、クロニン氏のように、末期の耐えがたい肉体的苦痛にさいなまれている患者にとって、「信頼できる」医師なのかもしれません。

「殺す」ことが医師の仕事？

しかし、このときペイジの採った処置は、世界中の多くの国の法律では認められていませんし、医師会や政治や宗教、刑法学者、倫理学者などから、つよく批判されているのです。

ペイジが行ったように、患者に致死薬を投与して直接いのちを断《た》ってしまう行為は「積極的安楽死」といわれ、たとえ患者本人のつよい希望があったとしても、ほとんどの国で違法とされています。現在、これを法律で認めているのは、オランダ、ベルギー、ルクセンブルクとカナダの四か国だけで、それ以外の国では、違法行為（殺人）となります。ペイジもまた、「殺人罪」で刑事告訴されることになります。遺産目当ての殺人ではないかという疑いまでかけられて……。

苦しむ患者本人が、つよく望んでいるのであれば、「積極的安楽死」は認められてもいいいんじゃないかと思う人もいるでしょう。耐えがたい痛みにさらされている人を、本人の希望通りに、楽にしてあげて何が悪いんだろう。苦しみから救ってあげているんだし、しかも医師なら、薬や注射で静かに死なせてあげることができるのに……。

この行為（積極的安楽死）に対しては、強硬な反対意見があります。

真っ先にあげられるのは、医師が患者に致死薬を投与して殺してしまうことは、医師の職業倫理に反するという意見です。当然のことながら、医師には患者の生命を救う職務があり、殺すことは医師の仕事ではないということです。

これは医学そのものにとって、とても奥の深い問題です。

ブラック・ジャックと「ヒポクラテスの誓い」

たとえば、手塚治虫の漫画の主人公『ブラック・ジャック』の姿を思い出してみましょう。

天才外科医ブラック・ジャックは、いのちを救うことにかんして、自分の技術を惜しまずに力を尽くします。ときには不可能だと思われたオペを成功させることさえあります。「安楽死」を勧めるドクター・キリコの「忠告」を振り切って……。

そんなブラック・ジャックを見て、なぜ患者を助けようとするんだろうと疑問を感じる人は少ないでしょう。一般的に、患者のいのちを助けることが医師の仕事だと考えられているからです。そして、いのちを救うためにひたすらメスをふるう彼の姿に、私たちは魅了されてしまいます。

ブラック・ジャックが魅せる医師としての使命感は、「ヒポクラテスの誓い」という宣言文に表わされています。「ヒポクラテスの誓い」は、医学の父と呼ばれる古代ギリシアのヒポクラテス（紀元前四世紀）が、医師としての職業倫理を神々に対する誓いの形で書いたもので、世界中の医学部で学ばれています。

もちろん、医師たちは全員、「ヒポクラテスの誓い」を知っています。医学部で学生たちにこれを暗誦《あんしょう》させることもありますし、医学部向けの予備校のホームページの冒頭に掲載されていることもあります（すでに医学を志す時点で、これを意識するように、ということです）。ですから医師であれば、これを知らない人はいません。

その「誓い」のなかには「頼まれても、致死薬を投与しません」という一文がありますが、「たとえ患者に頼まれたとしても、生命にとって不利益となる行為をしないということが、はっきりと書かれています。

ペイジの行為は、これに反することになります。患者のいのちを救うという使命を持っている医師が、患者のいのちを終わらせてしまうということは、医師の自己矛盾にも見えます。

生命の神聖さ（SOL）

そもそも、なぜ医師は、それほどまでして患者の「いのち」を救おうとするのでしょうか。おそらく答えのひとつは、「いのちは尊いから」です。医師が患者の治療を控えたり、薬で患者のいのちを断つことが問題視されるのは、人間の手で尊い「いのち」を損なってはならないという考え方があるからです。

生命倫理では、この考え方を「生命の神聖さ」（Sanctity of Life SOLと略される）と呼んでいます。もともとは「生命はすべて神から与えられた神聖なものである」という、カトリックの宗教的信念を表す言葉でしたが、今日ではもっと平たく「いのちのとうとさ」という意味でも用いられています。

「いのちは尊い」ということは、私たちの誰もが直観的に（説明されなくても）理解できる価値観ですね。そして、尊いいのちを救うために、最善を尽くして患者を治療する医師が「名医」だと言われます。

その「名医」ブラック・ジャックと相容れない考えをもつ医師がドクター・キリコで

す。「ふたりの黒い医者」という話のなかで、キリコはつぎのような問いをつきつけます。「生きものは死ぬ時には自然に死ぬもんだ……それを人間だけが…………無理に生きさせようとする　どっちが正しいかねブラック・ジャック」

「ドクター・キリコ」は、『ブラック・ジャック』に登場する印象的なキャラクターで、「死神の化身」とあだ名された元軍医です。かつて戦場で、瀕死《ひんし》の負傷兵たちを「安楽死」させて感謝された経験から、治る見込みのない患者に対しては、苦痛を長引かせるよりも、静かに逝かせた方がよいと考え、違法と知りながら「安楽死」の請負人となっています。

「医療には限界がある」、「苦しむ患者を治療しても幸福にはならない」、このようなつよい信念をもつドクター・キリコは、ＳＯＬという信念を守り抜こうとするブラック・ジャックとは、べつの価値観を体現しています。

いのちの尊厳、生命の質（ＱＯＬ）

それは「いのちの尊厳」とかＱＯＬという考え方です。両方とも、終末期医療（いの

ち の終わり）の場面で、「いのちは尊い」というＳＯＬの信念と対立しがちな概念です。「安楽死」を容認する理由として、「いのちの尊厳」を守るために、「いのち」を終わらせることがあってもよい、あるいは、自分の「尊厳」を守るために、患者には「いのちを終わらせる権利」があるという主張がされることがあります。「いのちの尊厳」という言葉は、かなり広い意味でつかわれます。たんに「いのちは尊い」というだけではなくて、いのちの「質」、その生命の状態も視野に入れて使われる言葉です。

たとえば苦しみにひたすら耐える状態、自分の自律が失われている状態など、その生命のおかれている状況によっては、人間の「尊厳」が保たれていない（生命の「質が低い」）と考えられることがあります。

これは生命倫理では、ＱＯＬ（Quality of Life「生命の質」）と呼ばれる考え方です。たとえば「緩和ケア」の目標は、がんなどの身体の痛みを和らげ、ＱＯＬを向上させることによって、人間の「尊厳」を保つことです。人間のいのちの「尊厳」とは、必ずしも「生きている」こと自体にあるのではなくて、その「生命の質」、ＱＯＬの保たれた状態を維持することにあるとされます。

QOLは、治療法の選択や、高齢者の福祉などを考える場面では、「生活の質」と訳されます。たとえば外科手術か内科的治療かといった治療方針の選択に際しては、本人の「生活の質」、本人にとっての生活のしやすさや満足度が重視されます。

他方、QOLが、生命の継続や打ち切りに関する場面で用いられるときには、「生命の質」と訳されます。患者が安楽死を要請する場合、本人が自分の「生命の質」、生命の状態を評価し、自分のいのちが「生きるに値しない」と判断することになります。

クロニン氏は「実験動物みたいに縛りつけられているのはもうたまらん」と言っていました。つまり、身体じゅうに管をつけられ、動くことができず、しかも薬でコントロールできない痛みに苦しんでいる今の自分の状態は、「人間の尊厳」が保たれていない、QOLが低いと主張しているのです。

このように、患者が自分で「生命の質が低い」と判断する場合には、その求めに応じて「安楽な死」をもたらすことがあってもよい（あるいは、このような患者には「安楽な死」を要請する権利がある）というのが、QOLの考え方です。

〝いのちが助かるにこしたことはないさ〟

ＱＯＬという考え方は必ずしも、いのちは尊くて、侵しがたい尊厳をもつというＳＯＬを否定しているわけではありません。

たとえばドクター・キリコだって、けっして殺人行為が好きなわけではありません。軽い自殺願望を抱いた少年が、キリコに「安楽死」を依頼してきたとき、彼は「おれの仕事は神聖なんだ！」と怒っています。

また、「死への一時間」という話のなかで、「もしものことがあったら楽に死なせてほしい」という患者との契約を果たすため、瀕死の患者のもとに現れたキリコは、患者を助けようとするブラック・ジャックと鉢合わせしてしまいます。手術を敢行しようとするブラック・ジャックに対して、キリコは、もし患者を助けられなかったら、安楽死を実行するという約束をして、その手術を見守ります。結果、ブラック・ジャックは見事に手術を成功させるのです。

事のなりゆきを見届け、ひとり夜景をみつめながらたたずむキリコ。ブラック・ジャ

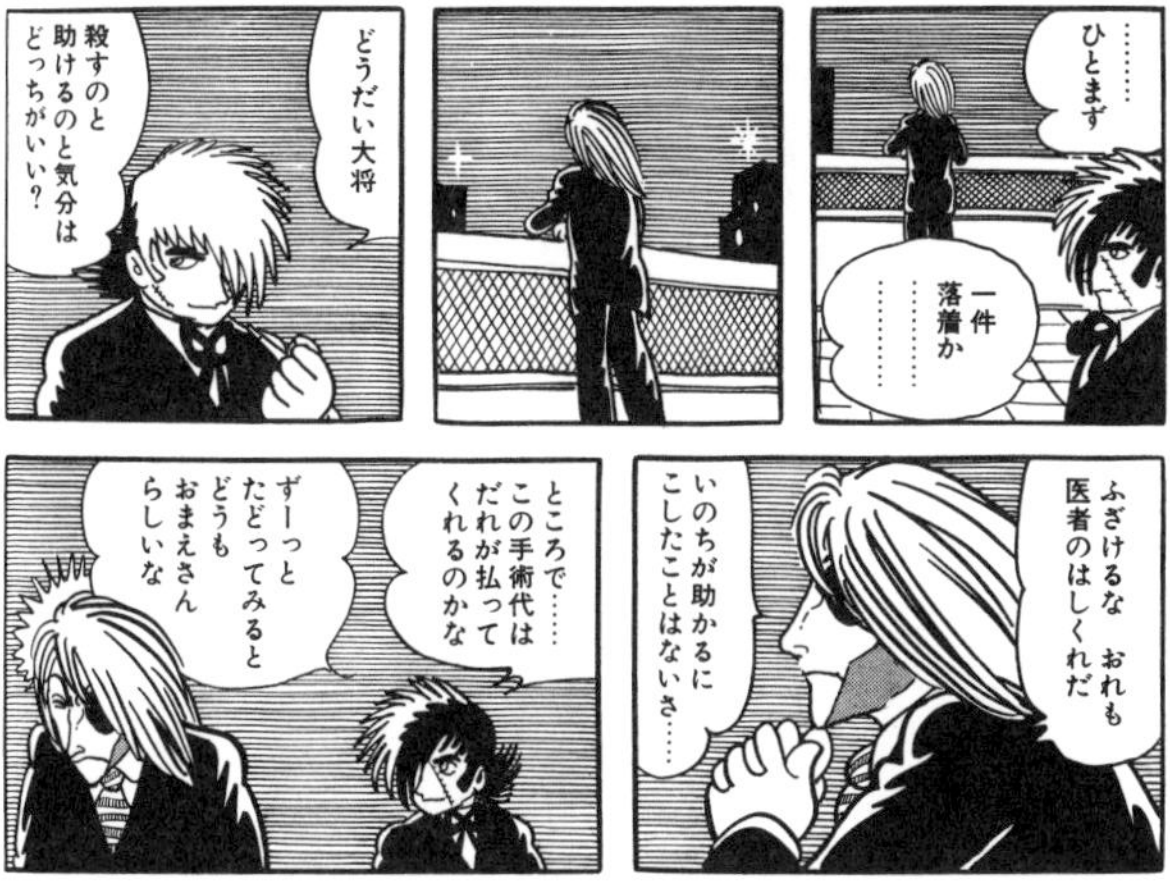
……ひとまず
一件落着か…………
どうだい大将
殺すのと助けるのと気分はどっちがいい?
ふざけるな　おれも医者のはしくれだ
いのちが助かるにこしたことはないさ……
ところで……この手術代はだれが払ってくれるのかな
ずーっとたどってみるとどうもおまえさんらしいな

手塚治虫『BLACK JACK』第8巻（秋田文庫）「死への一時間」より

ックは背後から声をかけます。「どうだい大将、殺すのと助けるのと気分はどっちがいい?」すると、彼は「ふざけるな。おれも医者のはしくれだ。いのちが助かるにこしたことはないさ……」と言っています。キリコだって、患者には助かってほしいんですよね。

そう、治る見込みのない状況になったときに初めて、医師の手による「安楽死」が必要になると、キリコは考えているのです。医師としては残念なことだけれど、患者のため、「苦しまずに楽に死にたい」という患者の最後の希望を叶えるための「安楽死」なのです。キリコは本当は、恐ろしい

「死神」のイメージとは、ちょっと違うのかもしれません。

キリコというキャラクターも、そして『女医』のペイジの苦悩も、ともに「治る見込みのない患者の延命が、ほんとうに患者の幸福になるのか」という深い問題を投げかけています。

みなさんにとって理想的な医師とはどんな人ですか？

ブラック・ジャックのように、医師はいかなる場合であっても、「尊いいのち」を「自然な終わり」がくるまで救い続けるべきなのでしょうか。それとも、治る見込みのない患者を、報われない苦しみから解放することもまた、患者を「救うこと」なのでしょうか。

高度な医療技術や天才的なメスさばきを駆使して、あきらめかけていた状況から救い出された患者にとっては、その医師は「名医」でしょう。

けれども、クロニン氏にとっては、自分の苦しみに寄り添い、苦境から解放してくれたペイジこそが、最高の「名医」だったのかもしれません。

◇参考文献

シドニィ・シェルダン著、天馬龍行訳『女医』(下)アカデミー出版、一九九八年
手塚治虫『ブラック・ジャック』第八巻、秋田文庫、一九九三年
宮下洋一『安楽死を遂げた日本人』小学館、二〇一九年
宮下洋一『安楽死を遂げるまで』小学館、二〇一七年
松田純『安楽死・尊厳死の現在――最終段階の医療と自己決定』中公新書、二〇一八年
甲斐克則編訳『海外の安楽死・自殺幇助と法』慶應義塾大学出版会、二〇一五年
松島英介、他「わが国の医療現場における『尊厳死』の現状――告知の問題」『終末期医療と生命倫理』〈生命倫理コロッキウム4〉、太陽出版、二〇〇八年

第2章　子どもの医療は誰が決めるのか

この章では、これまでとは少し違った角度から、「いのち」の決め方について考えてみたいと思います。

前章で問題になってきたのは、いずれも大人、あるいは判断能力があって、自分で自分のことを決められる人の「いのち」でした。この場合には、自分で自分の「いのち」や「からだ」のことを何でも決められるのだろうかという問題が出てきていました。

けれども、患者は大人ばかりではありません。みなさんのなかにも未成年者はいらっしゃるでしょうし、まだ自分や自分の周りのことを理解したり、決めたりすることのできない幼い子どもや赤ちゃんもいますよね。

こうした場合、誰《だれ》がその子どものいのちやからだのことを決めるのでしょうか。

本章では、子どもの「いのち」の問題を考えてみましょう。

「子ども」と「おとな」

社会では、さまざまな場面で、「子ども」から「おとな」になる年齢が決まっています。「おとな」には、「子ども」にはできないことができます。たとえば、「おとな」になったら、自分で「自分のいのちやからだのこと」が決められるようになりますし、お酒を飲んだり、タバコを吸ったりすることだって許されるようにもなります。不動産（家や土地）の契約をしたり、車やバイクの免許を取ったり、結婚をしたりすることもできます。

でも、「おとな」になったら、いいことばかりではありません。「おとな」としての責任を取らなければならないこともあります。

たとえば「子ども」が犯罪をおかした場合、少年法によって保護されるため、顔写真や実名は公開されません。でも、「おとな」になれば、そうはいきません。「おとな」は責任を引き受ける能力があると見なされるので、写真や実名も公開されますし、適用される刑罰も「子ども」とは全く違います。

自分で責任をとったり、自分で自分のことを「決める能力」のない「子ども」が社会のなかで生きていくとき、いろんな場面で「おとな」に守ってもらわなくてはなりません。「子ども」を守る「おとな」として、すぐに思い浮かぶのは、親ですね。

親には「親権」（親としての権利）といって、判断能力のない子どもの代わりに、子どものことを決める権利があります。

たとえば、幼い子どもに手術が必要なとき、医療者は病状を親に説明して、親が子どもの手術の同意書にサインをします。また、風邪をこじらせて治療が必要な子どもが、「注射はイヤだーッ‼」と泣きわめいても、医療者は親の許可をもらって注射してしまいますよね。

これは判断能力のない子どもを保護するためで、親は「子どものいのちやからだを守るため」に、子ども本人の望まないことにも許可を出すことがあります。そうしなければ、子どものいのちが危うくなる場合だってありますよね。

幼いうちは、それで問題ないのかもしれません。

けれども、子どもだって、やがては立派な「おとな」になります。

その成長過程は「連続的」です。ある日突然、さなぎが蝶《ちょう》へと変わるように、「子ども」がいきなり「おとな」になるわけではありません。

「おとな」に近い「子ども」の問題

「おとな」になったばかりの「子ども」の場合、まだ「子ども」に近い幼さや未熟さを残していることだってあります。また、逆に、「おとな」の年齢に近い「子ども」の場合には、「おとな」とおなじ程度の判断能力をもつこともあります。

そこに問題が出てきます。

「おとな」に近い「子ども」は、医療の場面では、とても難しい存在なのです。彼らを「子ども」として扱うか、「おとな」と見なすかという問題です。

より厳密にいえば、「子ども」が高い判断能力をそなえていても、成人の年齢になるまでは「子ども」として扱ってよいのか、それとも本人の判断能力が高いと分かれば、「おとな」として扱うべきなのかという問題です。

医療の場面では、多くの場合、子どもが中学生や高校生くらいの年齢であれば、親だけでなく、本人にもちゃんと治療の説明をします。未成年者であっても、一定の理解力、判断能力をそなえていると見なされているからです。

そして「子ども」が病状を理解できる年齢であれば、本人が治療を拒否した場合、幼い子どものように、押さえつけて一方的に治療することはまずしません。「子ども」であっても、本人の治療に対する同意（インフォームド・アセントと言います）を重視します。

けれども、親にとって、わが子はいくつになっても「自分の子ども」です。みなさんのなかにも、もう自分で判断できる年齢なのに、いまだに親が「子ども扱い」するという不満をもつ人もいるでしょう（私の大学の上司は、六〇歳を過ぎた今でも、母親から「車に気をつけろ」と毎日注意される……とぼやいていました）。

自分の「子ども」に、告知のショックを与えたくないとか、どうしても治療を受けさせたいと考える親が、未成年の子どもへの病名告知に反対したり、ときには、「おとな」の年齢であるわが子から、「いのちの決定権」を取り上げようとすることもあります（親としては、大切なわが子を危険から守りたいという気持ちなのでしょうね）。

実際に起こった事件をみてみましょう。

“太りたくない！”

イギリスのストックポートで、「両親が拒食症の娘を訴える」という裁判が起こりました（「ザ！　世界仰天ニュース」〈二〇一一年一月二六日放映〉で取り上げられた事件なので、ご存知の方もいらっしゃるかもしれませんね）。

一六歳の少女ヴィッキー・フォックス・カーターは、のどの痛みと熱のため一週間、学校を休みました。その間、のどの痛みのために、飲んだり食べたりすることがほとんどできませんでした。久しぶりに登校したヴィッキーに友人は、「ヴィッキー！　なんかやせた？　綺麗《きれい》になったんじゃない？」と声をかけました。それは彼女にとって、思いがけないことでした。

また、しばらく後にも、同じように病気で学校を休み、牛乳だけを飲んでいたところ、友人たちが「またやせたんじゃない？」と、うらやましそうに言いました。

（食べないだけで、美しくなれるなんて……。それなら、もっとやせよう。）

これを機に彼女は、好物のピーナツバターなどの高カロリーなものを食べることをやめ、さらに食べる量もどんどん減らしていきました。

急激にやせていく娘を心配した両親は、娘に何とか食事をとらせようとしますが、彼女は激しく抵抗し、両親に見つからないよう、食べ物を家の屋根の上に捨てたりしていました。そんな娘の行動に気づいた両親は、さらに食べることを強制し、反抗する娘との毎日の闘いに、親子関係も次第に破綻《はたん》していきました。

ヴィッキーは、「拒食症」に陥っていたのです。

「拒食症」とは、初めは自分の意思で食べまいとする「不食」から始まり、だんだんと自分の意思にかかわらず食べられなくなってしまう病気です。食べて太ることへの恐怖がつのり、食べても吐いてしまったりします。病気であるという自覚がないまま進行し、気づいた時には生命の危機が目前に迫っていることもあります。とても治療が難しい病気です。

生命の危機がさし迫っているにもかかわらず、ヴィッキーもまた、やせ衰えていく自分に酔いしれていました。

とうとう体重が三〇キロを切り、自分で歩くことが難しくなってしまいました。病院で診察を受けたところ、彼女の身体は脱水症状や栄養失調を起こし、胃などの内臓もダメージを受けていて、医師から「余命半年」との宣告を受けてしまいます。

両親は彼女を入院させ、すぐに治療が開始されました。けれども彼女は、「太りたくない！」と水分さえも拒み、点滴も引き抜いてしまいます。

「余命半年」の娘を何とかして助けたい両親は、医師に「ベッドにしばり付けてでも治療して下さい」とお願いします。

けれども担当医は言います。「彼女は一六歳です。本人が望まない治療はできません」。

イギリスの法律では、「子ども」が一六歳になると「おとな」（成人）として認められ、たばこを吸ったり、お酒を飲んだりすることが許されます。同様に、「おとな」として、医療行為に対する同意能力をもつとされ、治療を拒否したり、尊厳死を希望したりする権利が認められます（イギリスでは「安楽死」は、「おとな」であっても許されていません）。ヴィッキーは一六歳、つまりイギリスでは「おとな」として、治療を拒否する権利をもっているため、本人の望まない治療はできないのです。

母親は嘆き悲しみます。

「娘が死ぬといわれても何もできないなんて、おかしいわ！」

彼女は、「余命半年」と告知を受けた後も、何度も病院から脱走を図り、自分に生命の危機が迫っているにもかかわらず、食べることへの恐怖にかられていました。法律で認められた権利（治療の拒否権）を行使して、栄養チューブや点滴を拒み続けました。

見かねた病院の精神科医が、両親にある提案をします。

〝パパとママがわたしを訴える?!〟

翌日、ヴィッキーの病室に、病院の精神科医が、病院の専属弁護士とともにやってきました（以下、「仰天ニュース」の再現ＶＴＲの会話を引用します）。


「誰？」

「わたしは精神科医だ」

「何しに来たの？」

「ご両親の依頼で、君を精神鑑定するんだ。質問に答えてくれるね？」

「私を鑑定?」

「ヴィッキー、今の自分を健康だと思いますか?」

「どこも悪くないわ」

「やせすぎているとは思わない?」

「ごく普通だわ」

「ヴィッキー、君は正しい判断ができず、精神に異常をきたしていると診断します」

「この診断をもとに、ご両親は、あなたを訴えます」

「パパとママが私を訴える?!」


両親は娘を訴える決心をしたのでした。

一六歳のヴィッキーは、イギリスでは「おとな」、医療についての法的な決定権をもつ成人です。彼女に強制的に治療を受けさせるためには、彼女が「おとな」として持っている「いのちの決定権」を、何らかの仕方で制限しなければなりません。

ひとは「おとな」の年齢になれば、ほとんどの場合、自分の「いのち」の決定権（医療行為に対する同意や拒否をする権利）をもつようになります。けれども、「おとな」であれば誰もがこの決定権をもつというわけではありません。

たとえば、けがや病気で脳がダメージを受けたり、重度の精神疾患をもっていたりする患者の場合には、自分の病気の状態や、行われる注射の意味を理解することができない場合もあります。

精神科医はこれを利用して、ヴィッキーのいのちを救おうとしたのです。

医師の提案は、裁判で彼女が精神疾患の患者だと認定されれば、一六歳以上でも強制的に治療を受けさせることができる、というものでした。それはイギリスの「精神保健法」（一九八三年）に基づくものでした。

「精神保健法」は、もともと、精神疾患をもつ患者の権利を守るために定められたガイドラインです。しかし、そのなかには、重度の精神疾患と認定された者に強制的に医療を行うことを可能にする内容も盛り込まれていました。

ヴィッキーが、判断能力を持たない、重度の精神疾患であることが認められれば、強制的に治療を行うことができます。

両親はわが子を救うため、娘は判断能力のない精神疾患の患者であると主張する裁判を起こしたのです。両親にとっても、これはつらいですね。「おとな」の年齢である娘を、判断能力のない「子ども」同然だと主張するわけですから、本人の自尊心をひどく傷つけます。

さらに、重度の精神疾患患者だと認定されれば、ヴィッキーは国の精神疾患患者のリストに登録され、就職、進学等でそのことが問題となり、将来のキャリアに影響が出る可能性もあります。

両親は悩みましたが、娘のいのちを救うためにはこれしかないと、苦渋の決断をしました。

〝ママ、ごめんなさい。がんばってみる〟

一九九九年八月一七日、裁判が始まりました。この裁判には、イギリスのマスコミも注目しました。

ヴィッキーの精神鑑定を行った医師から、精神疾患の証拠となるカルテが提出されました。両親の訴えに対して、ヴィッキーの弁護士が彼女の主張を代弁し、「太るくらいなら、死ぬ覚悟で治療を拒否する権利を認めてもらうように主張します」と述べました。

結果、両親が勝訴しました。

裁判所は、ヴィッキーを判断能力をもたない精神疾患の患者であるとして、六か月間の栄養チューブによる強制治療を命じました。

「パパとママなんて大嫌い！」

彼女は最後まで抵抗しましたが、一日二八〇〇キロカロリーの栄養補給が開始されました。娘の嫌がる姿を見て、両親もとてもつらい気持ちでした。でも、これが彼女のいのちを救うための唯一の手段であり、正しいことなんだと自分たちに言い聞かせました。

あるとき、ヴィッキーの隣に、拒食症の女性患者が運ばれてきました。

「私はもう二〇年間もまともに食べられないの」

その女性はまだ三〇代だというのに、五〇歳以上に見えました。拒食症によって、身体が栄養を摂取できなくなり、髪も皮膚もボロボロの状態でした。ヴィッキーは拒食症の代償を目の当たりにし、大きなショックを受けました。彼女はずっと付き添ってくれていた母親に言います。

「ママ、ごめんなさい。私、がんばってみる」

ヴィッキーはこれ以降、素直に治療を受けるようになりました。両親も懸命に娘を応援しました。食べることの恐怖と闘いながら、体重を少しずつ回復させ、二年かけて、ゆっくりと以前の体重に戻しました。

病状が回復をみせるにつれて、少女は、親が裁判を起こしてくれてよかった、そのおかげで自分は生きていると、親に感謝できるようになりました。裁判を起こされたときは、自分の意思を踏みにじられた気がして怒りを覚えたけれど、それは両親が、判断能力の欠けていた自分を「守ってくれたんだ」と理解できるようになったのです。

子どものQOL

この話を聞いて、やっぱり「子ども」(あるいは「おとな」になったばかりの「子ども」)は判断能力がないから、親の言うことにしたがった方がいいんだろうなと思われた人もいらっしゃるでしょう。

たしかに、このケースはそう思えるかもしれません。

親が望んでいたのは「娘のいのちを守ること」であり、それが娘にとっての「最善の利益」だと両親は考えていました。この両親の考えは、私たちの常識的な考え方と一致していますね。いのちは何よりも大事なもので、それを守らなければならないというSOLの価値観です（第1章38ページ参照）。

ただ、「おとな」の常識的な判断（ここではSOL）が、つねに「子ども」の考えよりも正しいとは限りません。「子ども」だって、一定の年齢になれば、自我が芽生えます。いつまでも幼いままではなくて、やがて自分自身の好みや考え方をもつようになります。

親とは違う考え方をすることもありますし、その「子ども」の考えが、「おとな」の考えよりも「正しい」とは言い切れないこともあります。ときには「おとな」以上に物事を理解できていたりすることさえあります。

おなじ年齢の子どもであっても、判断能力には個人差があります。よく言われるのは、長年、闘病生活をしている「子ども」は、同年代の子どもよりも高い判断能力をもっているということです。身体の年齢はおなじでも、つねに病と闘っていたり、自分の死と向き合ったりしてきた「子ども」は、「精神年齢」が高くなり、「おとな」とおなじような判断能力を示す傾向にあるそうです。

たとえば、脳しゅようの八歳の少女が、延命のための手術を拒否して、「目の見えるうちに死なせて！」と望んだ場合や、肺の難病で死期の近づいた少年が、「病気で苦しいのはもう嫌だ」と延命措置を拒否した場合はどうでしょうか。心臓移植を拒否した心臓病の少女もいます。

手術や治療を受ければ、いのちを引き延ばすことができるのだから、「おとな」の「常識的な」判断や医学的な判断で、治療を強行することが「正しい」のでしょうか。「子ども」であるというだけで、本人のＱＯＬはまったく考慮されなくてもよいのでしょうか。

これは、とてもとても難しい問題です。

イギリスの「Ｅ事件」

イギリスで起こった「Ｅ事件」を取り上げてみましょう。

医療者にとっては非常に印象深いケースです。

一五歳の少年E君は、白血病と診断され、治療を受けるために入院しました。彼の両親は、宗教団体「ものみの塔」の熱心な信者（エホバの証人）で、息子のE君もまた、その宗教を純粋に信仰していました。

医師がE君に白血病の治療として輸血を行おうとしたとき、問題が起こりました。少年と両親は、輸血以外の治療については同意しましたが、輸血については固く拒否したのです。じつは、「ものみの塔」の教えは、信者に輸血を禁じているのです。E君自身も両親も、輸血は「教え」に反するので受けることができないといいました。

やむを得ず医師は、輸血以外の治療を始めましたが、それだけではやはり限界があります。白血病は次第に進行していき、少年の容体はかなり悪くなりました。このままでは、数日後に脳内出血や失明を起こす危険性があります。

医師は、E君に病状を正直に話しました。

少年と医師はどのような話をしたのでしょうか。

「永遠のいのち」を失いたくない

ちょっと想像をふくらませて、つぎのような場面を思い浮かべてみましょう。

ある晴れた日の昼下がり、病室に一人でいるE君のもとに、担当医がやってきます。その担当医は、一人でも多くのいのちを助けたいと考える熱心な医師です。他方、E君――そうですね、ここでは名前をエヴァンにしてみます――エヴァンは、これまで病気一つしたことのない、スポーツの大好きな子どもでした。ごく普通の少年に見えましたが、他の多くの子どもたちと一つだけ違うのは……彼が純粋に「エホバ」の教えを信じているということです。

担当医が病室にやってきたとき、エヴァンはベッドにはいませんでした。彼は車いすに座って、窓の外を眺めていました。病院の庭の噴水の周りで、入院している子どもたちがシャボン玉で遊んでいるのが見えました。担当医がエヴァンに声をかけます。

「やあ、エヴァン、天気のいい日だね」

「ああ、先生……ん？　当直明け？　疲れた顔をしているよ」

「まぁ、そんなところかな」

そう言って、医師は首の後ろをさすりました。先ほどまで、病院の弁護士を交えて、彼の両親に輸血への同意をお願いしていたなんて、とても言うことはできません。

どうやって切り出そうかと医師が考えを巡らせていると、少年の方から話しかけてきました。

「先生、ぼく……あとどのくらいもつの？」

「えっ……」

「自分でもかなり悪いのは分かるよ。パパやママもすごく優しいし……」

医師は、空いている椅子に腰かけ、少年に向き合って話し始めました。

「エヴァン、君の貧血はかなり進行しているんだ。いますぐ輸血をしないと……」

「輸血……しないと？　あとどのくらい？」

医師は思わず、彼から目をそらして、言いづらそうに話しました。

「おそらく……一週間以内に何らかの症状が出る可能性が高いだろう」

「一週間もたないのか……」

「エヴァン、すごく危険な状態なんだ。このままでいくと、身体のあらゆる箇所から、出血を起こすことになってしまうんだ。目が見えなくなってしまうかもしれないし、脳で出血が起こったら、けいれん発作を起こして死ぬかもしれない」

それを聞いた少年は、少し感情を動かされたようにも見えましたが、何も言わずにしばらく窓の外を見つめていました。医師がエヴァンの表情を見守っていると、彼はやがて静かにこう言いました。

「人はいつかみんな死ぬんだよ。先生だって……」

医師の心のなかに、数か月前の苦い思い出が浮かび上がってきました。

医師は、エヴァンと同じく白血病が進行していた患者を担当していました。その患者は、やはり同じように宗教上の理由によって輸血を拒否しました。患者が拒否権をもつ成人だったので、医師は仕方なく輸血をあきらめました。すると翌日、患者は脳内出血でけいれん発作を起こして亡くなってしまったのです。

医師は目の前の、まだあどけなさの残るエヴァンの顔を見つめながら考えました。

この少年は、果たしてあの凄惨《せいさん》な死に方を理解しているのだろうか……。

「エヴァン、きみの白血病は、輸血をすればよくなるんだよ。数年間はほとんど普通の生活を送れるし、長く生きられるのは確実なんだ。輸血を含めた治療を続ければ、治る見込みがあるんだよ」

「いやだ……！　今までのすべてを失うよ」

「何もないよ、失うものなんて」

「一番大事な、ぼくのたましいを……」

「ばかげているよ！　人間にとってはいのちがある、生きているってことが一番大事なんだ。輸血しさえすれば、生きて、人生でいろいろなことを経験できる」

「この身体のいのちを引き延ばしたって意味はないよ。ぼくはぼくのたましい……永遠のいのちを失いたくないんだ」

「エヴァン、いのちっていうのは、この世に生まれてから、死ぬまでのことを言うんだ」

「人間のいのちは、この世限りじゃないんだ……先生は、疑問を抱いたことはないの？この世のいのちよりも大事なものがあるんじゃないかって……」

「そりゃあ、日曜学校とかで牧師さんの話をきいたときとか……」

「そんな、付け焼刃の信仰心と一緒にされちゃこまるな。ぼくのパパやママはもっと真剣に信じているよ」

「エヴァン、もし両親に気兼ねをしているなら……」

「これは、ぼくの意思だ」

「輸血を拒否しているのは、パパやママに嫌われたくないからなんじゃないのかい？」

少年は一瞬、ピクッと反応したように見えましたが、すぐに否定しました。

「違うよ」

「きみは未成年だから、裁判所命令で、輸血はできる。輸血を受けるのは、きみのせいじゃないんだよ」

「ぼくのいのちなのに……」

「きみを助けたいんだ！」

このようなやりとりが続いた後、医師は言いました。

「エヴァン、息切れしているよ。興奮させちゃったね……すまない。今日はゆっくり休んで」

立ち去ろうとする医師の背中に、少年が声をかけました。

「先生、ありがとう」

「おとな」以上の理解力が必要?

このケースでは、E君の両親も彼に対する輸血を拒否していたため、病院が治療許可を求めて、裁判所に申し立てをしました（イギリスやアメリカには、このような制度があります）。裁判所は、少年の治療拒否の意思を認めたのでしょうか。

このような裁判で、イギリスの裁判所が、未成年者の医療の拒否権を認めたケースはひとつもありません。裁判官たちは、やはり「子ども」には死んでほしくないと考えているのでしょう。この場合も、裁判官たちは、E君の「いのち」を守るために、E君に治療の拒否権を認めませんでした。

それは「Eは未成年だから決定権がない」ということではありませんでした。

一五歳のE君は未成年でしたが、裁判所は、暦上の年齢ではなく、少年本人の「実質的な」判断能力を判定しようとしました。ただ、裁判所が彼に要求した判断能力は、かなり高いものだったのです。

たとえば、裁判官のひとりは「Eはこれから経験することになる苦痛や恐怖、家族が苦しむ姿を見ることによる苦悩について、じゅうぶんに理解していない」、「Eは自分の死に様や家族の苦悩にまで関心を向ける能力がない」と言っています。

先ほどの病室での会話で、担当医が疑問を感じたように、E君は身体から出血を起こしたときのひどい状態をあまり正確に理解しているとは思えませんし、潔く死ぬということで、死を美化しようとしているのかもしれません。

でも「おとな」だって、延命治療を拒否するときに、このようなことを十分に理解できているとは限りません。

このとき裁判所は、「子ども」（未成年者）が治療を拒否するために必要とされる理解力の基準を、「おとな」（成人）の場合よりも高く設定していたと言われています。そうすることで、どうしても「子ども」の「いのち」を守りたかったように見えます。

判決後、E君には、輸血を含む治療が強制的に行われました。その結果、死に瀕《ひん》していた彼のいのちを助けることができました。

一八歳になったE君

その後、どうなったと思いますか。

輸血を受けて、「おとな」に成長したE君が、「生きていてよかった！　先生、ありがとう」と言ってくれたのなら、医療者も嬉しかったでしょう。

けれども、彼は、医療行為に対する拒否権が認められる一八歳になったとき、再度、輸血を拒否して亡くなったのです。

医療者も裁判官もショックを受け、考え込んでしまいました。

E君が一五歳だったとき、彼はまだ幼くて、輸血を拒否したり、それによって死んでしまったりすることがどういうことなのか理解できないだろうと、周囲の「おとな」たちは思っていました。

でも、もしかしたら一五歳のときからすでに、今（一八歳の「おとな」）と同じように状況を正確に理解していたのかもしれない。だとしたら、E君にとって、一八歳になるまでのこの三年間はいったい何だったのだろう、と……。

輸血後のE君のQOL（本人にとっての「いのち」の満足度、幸福度）を考えると、とても複雑な思いにかられます。彼は一八歳になるまでの間、輸血を強制されながら、何を考えていたのでしょうか。三年間の延命は、彼にとって、どのような意味をもっていたのでしょうか。医療者たちの間に、重苦しい空気が流れました。

〝パパとママが大好きなんだ〟

けれども、医療者や裁判官のなかには、E君の気持ちを違った観点から推測していた人もいました。先ほどの病室での二人の会話には、こんな「続き」も考えられるからです。

一五歳だった彼を説得しに行ったとき、エヴァンは担当医に「先生、ありがとう」と言いました。担当医が「何のことだい？」と尋ねると、エヴァンは少しうつむきながら、こう答えました。

「先生だけだよ。ぼくがパパやママのこと、大好きだって分かってくれたのは。輸血を受けたいって言って、二人を悲しませたくないんだ。だからぼく……」

その言葉で、担当医はすべてを悟りました。少年が輸血によって失いたくなかったのは、「たましい」ではなくて、パパとママだったのです。

担当医は、エヴァンの瞳《ひとみ》をのぞき込み、真剣なまなざしで彼に言いました。

「分かった。大丈夫だよ。きみは未成年だから、裁判所命令で強制的に輸血ができる。一八歳になるまでは、法律が君を守るから」

それを聞くと彼は、かすかにうなずいて泣き始めました。


子どもが親に気を遣って、本心を言えないことはよくあります。子どもは親が大好きです。だから、未成年者が宗教上の理由によって輸血を拒否したとき、信心深い両親に対する子どもの気持ちをどうしても考えなくてはなりません。

輸血の拒否が、本人の純粋な意思によるものなのか、親への愛情からの「強制力」によるものなのか、第三者が見極めるのは困難です。法律（裁判所）や医療者が、患者が未成年のうちは、ともかく「子ども」のいのちを守ることを優先する方針を採っているのには、このような理由もあるのです。

医師や裁判官たちは、一八歳になった彼が、なぜ輸血を再び拒否したのかを考えていました。やはり両親に気兼ねしたのでしょうか。あるいは、「おとな」になった彼自身の意思なのでしょうか。どちらにしても、「おとな」(成人)となった彼の「いのちの決定権」を取り上げることは、医師にも、裁判所にもできません。

◇参考文献

「ザ!　世界仰天ニュース」日本テレビ系列、二〇一一年一月二六日放映
家永登『子どもの治療決定権――ギリック判決とその後』日本評論社、二〇〇七年

第3章　判断能力は誰が決めるのか

子どもの自己決定について考えてきました。大人と違って、患者が子どもの場合には、親や医療者や裁判所が、その子の「いのちの決定」を行うこともあるというお話しをしましたね。

では、患者が大人だったら、誰《だれ》でも同じような「判断能力」（自分のことを決められる能力）があるのでしょうか。必ずしも、そうとは限りません。大人でも、事故や病気によって意識を失ったり、脳がダメージを受けたりした場合には、思考能力をうまく働かせることができなくなります。

また、最近、ニュースなどでよく報道される認知症の高齢者や、韓国映画『私の頭の中の消しゴム』で話題となった、若年性のアルツハイマー病を発症した人も、病状によっては、自分で自分のことを理解したり、決めたりすることが難しくなってきます。

このように大人であっても、病気や事故などの何らかの原因で、自分で自分のことを決められなかったりする人がいます。

こうした人の場合、誰がその人のいのちやからだのことを決めるのでしょうか。

“歩けなくなったら、終わりだよ”

つぎのAさんのケースを考えてみましょう。

妻に先立たれた七六歳の男性Aさんは、妻との間に子どももなく、二〇年近く一人暮らしをしていました。けれども最近になって、軽度の認知症の症状が見られるようになったため、ただ一人の血縁者である姪《めい》が、時々様子を見に訪ねたり、身の回りを世話するヘルパーを雇ってあげたりしていました。

Aさんには、狭心症と糖尿病の持病がありましたが、症状が悪化したため、入院することになりました。糖尿病のため、彼の左足は壊疽《えそ》をおこしていて、切断しなければ生命にかかわるという状態でした。

医療者はAさんに、現在の病状と足の切断が必要であると説明しましたが、彼は切断手術を頑なに拒否しました。あるときは「この足は奇蹟《きせき》で治せる」といったり、またあるときには、壊疽で黒くなってしまった自分の足を指さしながら、「この足は泥でよごれているだけだ」といったりしました。

困った担当医は、ただ一人の肉親である姪に相談しました。するとAさんの姪は「おじさんの唯一の楽しみは散歩なんです。だから足の切断によって歩けなくなることを恐れているのだと思います」と話しました。

それを聞いた看護師が、Aさんに「お散歩がお好きなんですってね」と話しかけたところ、彼は「歩けなくなったらおれは終わりだよ。死んだほうがましだ」とつぶやきました。

さあ、どうしたらよいのでしょうか。

「家族」が決める？

一般に、本人が判断能力を失っている場合、代わりに決める（代理同意）のは家族になります。たとえば、交通事故で病院に運び込まれてきた人が、頭に大けがをして意識を失っている場合、医師は手術をするかどうかを、病院に駆け付けた家族に決めてもらうことがあります。

臓器提供もそうですね。二〇一〇年施行の改正臓器移植法によって、本人の意思が不明であっても、家族の同意だけで臓器提供を申し出ることが可能になりました（この「改正」の是非をめぐって、いまだに議論が続いていますが、これについては、今は取り上げないことにします）。

けれども、これにはいくつか問題があります。

まず、どこまでが「家族」なのでしょうか。

一人暮らしの高齢者などの場合、配偶者（夫や妻）に先立たれ、子どももなく、本人のことをよく知っている「家族」がいないこともあります。病院側が「家族」を捜したところ、患者と何十年も会ったことのない遠い親戚《しんせき》しかいなかったというケースもあります。

このような遠戚者から、本人に代わって医療に対する同意を得ようとしても、うまくいくとは思えません。血のつながりはあっても、本人のことをよく知らなければ、その人の「生活の質」（ＱＯＬ）を判断することは難しいですよね。決定を求められた親族も、困ってしまうかもしれません。

Aさんの場合、ただ一人の「家族」は姪でした。姪御さんは身の回りの世話をしに来てくれていたので、彼女なら伯父の状況をある程度理解できていたでしょう。彼自身の性格や生活状況をよく知っている血縁者なら、本人に代わって、手術に同意したり、手術を拒否したりすることがあってもよいのかもしれません。

ただし、これには法的な問題があります。

じつは日本の現行法では、親が子どもに対する医療行為に同意する場合（親権者による代理同意）以外、本人以外の「親族」に対して、医療行為にかんする同意を求める法的根拠は存在しないのです。

にもかかわらず、実際には、認知症高齢者に対する医療行為の同意は、家族が行うケースがほとんどであることが分かっています。法律と現状のギャップが大きいことが分かります。医師にしてみれば、本人の同意なしで処置を行うことは傷害罪になりかねないので、本人と近しい家族から同意を得ておきたいという気持ちも理解はできます。

成年後見と医療同意

また、二〇〇〇年に施行された成年後見制度（認知症などで本人がコンピテンス〈対応能力〉を失ったとき、後見人等に、本人に代わって財産行為などを行ってもらう制度）では、後見人には、医療行為にかんする同意権はないとされ、医療機関からそれを求められても、法的には無効だと見なされています。

後見人は、入院などの医療契約については代理同意ができますが、医療侵襲、つまり注射や点滴、手術や麻酔などの身体への介入については、同意する権利をもっていません。また、本人に代わって、治療の差し控えや中止を求めたり、安楽死に関する代理同意をすることもできません。

認知症患者に家族がおらず、後見人にも医療の代理同意が求められないとすると、医師はどうしたらよいのでしょうか。日本成年後見法学会の二〇〇七年の調査によると、実際には、後見人の約四割が医療同意の経験があると回答しています。

医師にとっては、本人の同意なしに、侵襲的な医療を行った場合には、刑法の傷害罪、民法の不法行為にあたってしまいます。ですから、結局は、家族や後見人に代理同意を求めざるを得ないという事情があります。

本人の意思を尊重できないか

けれども、第三者に決めてもらう前に、まずは本人自身に、自分の「いのち」について決めてもらう方法はないのかということも考える必要があります。Aさんの「いのち」や「からだ」のことは、やはりAさん自身に決めてもらうのがベストですよね。

彼は、足を切断して歩けなくなったら自分の「生活の質」（QOL）が低下し、それは自分にとって、死よりも悪い状態になる（「死んだ方がましだ」）と言っています。彼が「切断を拒否することは死につながる」ということを十分に理解できているのなら、（認知症であるかどうかにかかわらず）本人の意思を尊重して、切断手術はすべきではないと考えることもできます。

あるいは、別の考え方もあります。

本人の自己決定にまかせたら、「奇蹟」などを信じて、取り返しのつかない判断をしてしまうことになる。認知症のAさんには、自分の病状や切断手術の必要性が理解できないだろう。「Aさんのため」に、少なくとも今回の切断手術については、本人から決定権を取り上げ、姪や医療チームなどが相談して、手術を受けさせるかどうかを決める方がよい、と。

みなさんはいかがでしょうか。

おそらく最も大きな問題は、Aさん本人に「足を切断しなければ生命にかかわる」という自分のおかれた状況を理解できるだけの判断能力があるかどうかです。

この「判断能力の判定」を、どのようにして行ったらよいのでしょうか。言い換えれば、Aさんの判断能力は誰が決めるのでしょうか。

コンピテンス評価

このような「判断能力の判定」を、「コンピテンス評価」といいます。「コンピテンス(competence)」とは、字義通りに言えば、「競争して、張り合う(compete)」能力のことです。この言葉は「人格としての能力」とほぼ同じ意味で用いられています。「他の人格と対等に張り合う能力」といってもよいでしょうか。

生命倫理学者のエンゲルハートは、つぎのように言っています。

「コンピテンスをそなえた成人の患者は、自分の関心事を自分の言葉で表現することができる。人格は自己立法者である」

コンピテンスをそなえた人間は「決定や意思表明が現実的に可能である者」であり、「自分にとっての負担や利益の序列を自分ひとりで決められ」る人（自己立法者）です。

ちょっと難しいですか？

くだいて言えば、「コンピテンスのある人」というのは、「まともな判断能力をもち、意思表示のできる人間」のことです。

判断能力のある成人は、みなこうした「自己立法者」です。自分固有の価値観に基づいて、自分のことを自分ひとりで決めることができます（ただし、死ぬ権利〈自殺権〉については、この限りではないということを、第1章ですでにみてきました）。

成人前の子どもは、「自己立法者」にはなれません。先にみたように、子どものうちは、自分ひとりで自分のことを決めることができませんよね。親や医療者、ときには裁判所が、子どもに代わって「立法者」になります。

さらに成人していても、コンピテンス、つまり判断能力や意思表示をする能力がなければ、やはり「自己立法者」にはなれません。

たとえば、昏睡《こんすい》状態やいわゆる「植物状態」に陥っている人には、「コンピテンスがある」とは言えません。このような人たちは、自分の受けようとする医療についての「決定や意思表明」をすることができません（他の人格と「対等に張り合う能力」、「応答する能力」がないということになります）。

また、重度のアルツハイマー病や知的障がい、精神疾患に陥っている患者の場合にも、自分の受けようとする医療についての「応答」（決定や意思表明）が困難なことがあります。

生命倫理の「陰の主役」

自分の「いのち」にかかわる医療を自分で決めるためには、コンピテンスをそなえた「自己立法者」となることが必要なのです。

アルツハイマー病の患者が、病状の進行によってコンピテンスを失ったとき、その人は「人間としての本来の意味での権利」を失うことになります。「自己立法者」としての資格を失ったのです。

ちょっと想像してみて下さい。

アルツハイマー病の患者が、病院内を、叫び声を上げながら逃げ回っています。それを追う医療者は「〇〇さーん、注射をしなきゃだめですよー」と呼びかけています。どうやら患者は、注射を嫌がって、病室から逃走したようです。

彼はアルツハイマー病が進行し、すでに自分の病状を理解することができません。高熱を出し、注射をしなければ重症になってしまうのですが、本人は子どものように「痛いのはイヤだー！」と叫んで逃げ回っています。彼には身寄りがありません。医師は精神科医や法律の専門家に相談したうえで、患者の「最善の利益」を考えて、本人の同意を得られないまま治療に踏み切りました。

医療者は数人がかりで、やっと患者をつかまえ、病室に連れ戻した後、暴れる患者を押さえつけながら、注射をしました。彼はしばらく「人権侵害だ！　訴えてやる！」と叫んでいましたが、やがて夕食の時間が来て好物のプリンを食べると、満足げな表情を浮かべ、先ほど彼を押さえつけた医療者が心配して様子を見に来たときには、上機嫌で「あんた、新入りかい?」と話しかけていました。

この患者はコンピテンスを失っています。もはや自己立法者の資格を失い、医療者がしぶしぶ彼に代わる「立法者」となっています。

毎回、彼を押さえつけて治療する医療者も気が滅入ることでしょう。ある人を「コンピテンスがない」(incompetent)と見なすことには、誰もが感情的、道徳的な抵抗感を抱きます。自己決定権を本人から取り上げてしまうということは、自律的に行為する「人格」としての人間の尊厳を、著しく損なうことになるからです。

このため、コンピテンスは「生命倫理学の陰の主役」と言われるほど重要な概念だといわれます。それは尊厳をもつ自律的な「人間と生きた屍《しかばね》との境目を決める言葉」となるからです。

生命倫理の基本原則の衝突

医療についての決定権をもつのは誰か——第1章でみた「自殺権」「死ぬ権利」は別

として——本人のいのちやからだに医学的利益が見込める、大抵の医療行為については、成人で「コンピテンスがある」と見なされる限り、患者本人が決定権をもつと見なされます。

 侵されがたい「自己立法者」として、尊厳をもった「人格」として、自分の「いのち」や「からだ」に関する事柄を自分で決めることができます。

 現代の生命倫理学では、この「自律尊重の原則」（医療者は患者の自律、自己決定を尊重しなければならない）が圧倒的に優勢であり、それは人間としての権利、すなわち人権尊重の基本とされています。

そのため、医療者は患者の自己決定を（それが他人に危害を加えない限り）制限したり、干渉したりしない義務（消極的義務）を負うと同時に、患者を支援し、患者の自律性を促す義務（積極的義務）を負うとされています。

けれども、すべての患者に「自律尊重の原則」のみで対応することは困難です。認知症やアルツハイマー病の患者、精神疾患患者や薬の副作用などのために、コンピテンスを失った（incompetent）患者はとても「無防備」な状態で、自分にとって不利益となるような判断をして、取り返しのつかない結果を招いてしまうこともあります。

たとえば、ヴィッキー（第2章）のような拒食症の患者が、「水分にもカロリーがある」といって水分補給を拒否し、脱水症状に陥っていたり、手術可能な早期の大腸がん患者が、病気は絶対に漢方で治ると言い張って手術を拒否していたりする場合などです。彼らの「自律を尊重」して放っておいたら、死んでしまうかもしれません。

いのちを守る義務だって、医療者にはありますよね。

このような場面では、「患者のため」に、「自律尊重原則」とならぶ医療倫理の大原則である「仁恵原則」（患者の最善の利益に沿うように行為しなければならないという義務）や「無危害原則」（医療者は、患者に危害を与えることを避けなければならない）を優先させなければならないこともあります。

本人の自律性を尊重しながら、同時に患者を危害から守り、患者の最善の利益を図るという「義務間のバランスをとる」ことはきわめて難しいことです。むしろ「自律原則」か「仁恵原則」か、患者の自己決定か医療者のパターナリズム（「患者のため」に、患者本人の同意なしに医療を行うこと）か、といったように、義務や原則のあいだに厳しいモラル・ジレンマを引き起こすことになります。

コンピテンスは誰が決めるのか

「コンピテンス評価」が問題となる場面は、相容《あいい》れない「原則」同士の衝突が発生している場面でもあるのです。

もし冒頭のAさんに「コンピテンスがある」(自分の病状や切断手術の必要性を理解できる判断能力がある)と判定されれば、彼は「自己立法者」と見なされます。よって医療者は、本人の自律性を尊重し、その自己決定(同意や拒否)を受け入れなければなりません。

しかしAさんに「コンピテンスがない」と判定されれば、医療者は、Aさんの意思決定を受け入れるべきではない、あるいは、受け入れる必要はないということになります。さきほどのアルツハイマー病の患者さんのように、「自律尊重の原則」より「仁恵原則」、あるいは「無危害原則」を優先させ、治療(手術)をすることになります。

Aさんにコンピテンスはあるのでしょうか。

それを判定するのは誰なのでしょうか。

日常の診療では、患者のコンピテンスを判定するのは医療者になります。裁判所が決めるわけではありません。医療にかんする意思決定の場面で、「コンピテンスがない」(incompetent)といっても、必ずしも法的な無能力者というわけではないからです。

では、患者のコンピテンスを判定するための、客観的な評価基準はあるのでしょうか。じつは、医療者や法学者、哲学者などの間で、一致したコンピテンスの基準というものは存在しないのです。

というのも、ある人のコンピテンス(判断能力)というものは、けっして直接的に観察できるものではなく、その人の言動から推測されるものですから、評価する人の価値観の違いに左右されやすいからです。

たとえば、日本の介護度の認定などを考えてみればよいでしょう。担当者が高齢者本人と面談をして、本人の生活の質や障がい・認知症の度合いなどを判定することがありますが、その判定結果は、担当する職員の性格や価値観、経験によって異なってくることもあります。

精神機能検査で評価できるのか

それなら、精神機能検査のようなものを利用できないかと考える人もいるでしょう。これはすでに認知症の診断等に広く用いられています。

精神機能検査は、人、場所、時間などについての見当識や記憶力、言語能力や簡単な計算力などを評価するために用いられている検査で、認知症に関する評価スケールとしては、長谷川式簡易知能スケールや、Mini Mental State Examination（ＭＭＳＥ）、Ｎ式精神機能検査などがよく知られています。

けれども、精神機能検査は、必ずしもそれだけで、患者の医療におけるコンピテンスを直接評価できるものではないといわれています。

コンピテンスの評価をめぐって多くの訴訟が起こされているアメリカでは、過去の判例のなかに、精神機能検査の成績がかなり悪い場合でも、患者の医療におけるコンピテンスを認め、本人の治療拒否（足の切断手術の拒否など）を有効だとみなしたケースがいくつもあります。

たとえ時間や場所の概念がずれていたり、家族の顔を憶《おぼ》えていなかったり、簡単な計算ができなかったとしても、「治療を拒否することが、自らの死を招く結果になる」ことを本人が理解してさえいれば、その治療についての同意や拒否はできると考えられているからです。

個人の自律、自己決定を重んじるアメリカでは、認知症の患者を、コンピテンスをもった「自己立法者」と見なすこともあるのですね。いったい、どのような判定基準を使ったのでしょうか。

五つの構成要素

コンピテンスの臨床基準としてよく知られているのは、バーナード・ロウによる五つの構成要素です。コンピテンスは、つぎの五つから成ると言われます。

①選択する能力とそれを相手に伝える能力があること

自分の治療の決定権が、自分自身にあるということを理解し、自分で選びたいという意思があることです。

日本では「先生におまかせします」という患者が多くて、医療における自己決定が浸透しないなどと言われますが、治療法の選択を医師にゆだねるというのも、その患者の自己決定権の行使と見なすことができます。

さらに、自分の選択を相手に明示する能力も必要とされます。意思伝達の手段は、言語に限られません。五十音表のようなものを使って、目の動きやまばたきなどで言葉を選ぶという方法や、うなずく、首を横に振るといったジェスチャーによっても、コミュニケーションは可能です。

②医学情報を理解でき、それを自分自身の問題として把握する能力があること

自己決定のために必要な医学情報、すなわち、現在の病状、予後、治療法のメリットとリスク、他の治療法の選択肢などを十分に理解できる能力があること。さらに選択した治療法によってもたらされる結果を正しく理解できること。これらを理解していなければ、当然ながら、「いのち」や「からだ」のことを自分で決めることはできません。

③患者の意思決定の内容が、本人の価値観や治療目標に一致していること

たとえば、最期は自宅で静かに迎えたいという人が、化学療法による延命を拒否して、退院を希望する場合、死期が早まっても本人の価値観に沿った意思決定として尊重されます。

ただし、それほど明確な価値観をもっていない人や、複数の価値間の優先順位が定まっていない人なども多いため、この項目を十分に満たしていないからといって、その患者に「コンピテンスがない」と決めつけてはならないと言われます。

④決定内容が妄想や幻想の影響を受けていないこと

「悪魔のせいでお腹が痛くなった」など、患者に妄想が見られる場合、彼／彼女は「自己立法者」とは見なされません。病状を正しく理解できないからです。

⑤合理的な選択であること

合理的に考える能力も、コンピテンスの一要素です。

しかし、決定内容の合理性をコンピテンスの評価に含めるべきではないという立場の意見もあります。

意思決定の過程ではなく、決定の内容にコンピテンスの基準の焦点を合わせてしまうと、患者本人の価値観よりも、患者のコンピテンスを評価する人の価値観を優先させてしまうことになるからです。

とくに宗教的な信条などは、一般的には必ずしも合理的ではないと考えられることもあります。けれども「信教の自由」は保障されなければなりません。

たとえば大人になったエヴァン（第2章）のように、成人患者が宗教上の理由で輸血を拒否したとき、一般の人からは（あるいは医学的には）、その決定が合理的ではないと思われても、本人の決定は尊重されています。

以上、五つの能力の「総和」が「コンピテンス」であり、これら五つの構成要素をみたして初めて、その人に「医療におけるコンピテンスがある」ということになります。

コンピテンスの五つの構成要素

❶

選択する能力とそれを相手に伝える能力があること

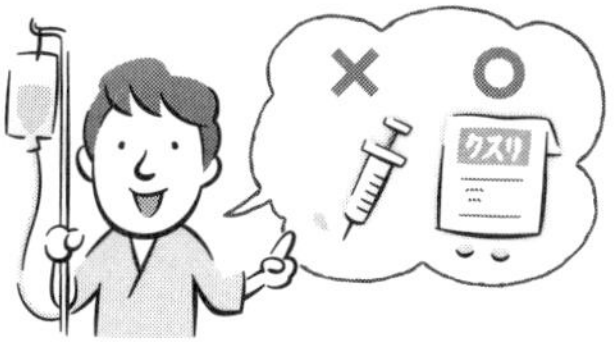

❷

医学情報を理解でき、それを自分自身の問題として把握する能力があること

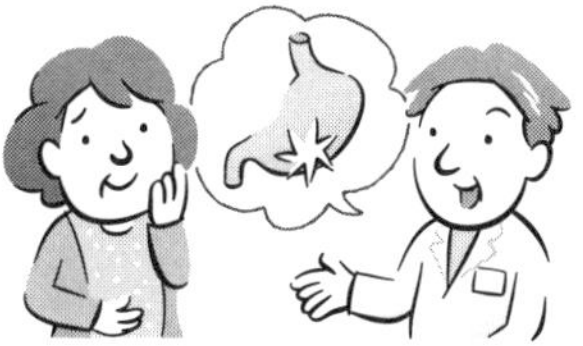

❸

患者の意思決定の内容が、本人の価値観や治療目標に一致していること

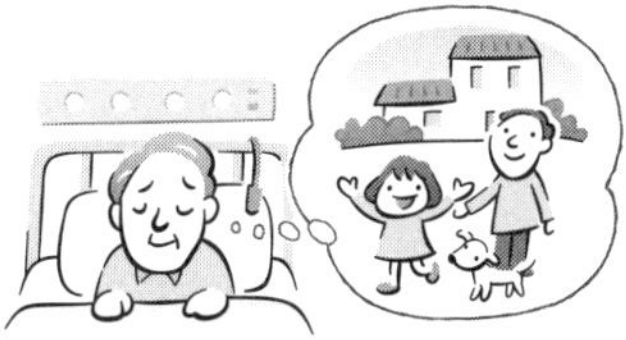

❹

決定内容が妄想や幻想の影響を受けていないこと

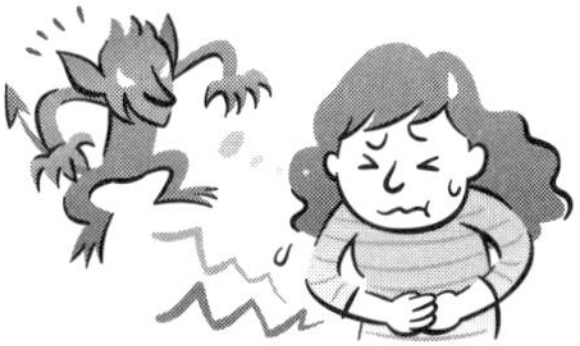

❺

合理的な選択であること

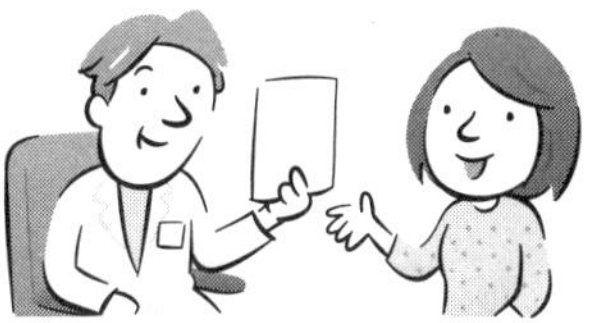

コンピテンスを評価してみよう

今あげたコンピテンスの五つの要素を参照しながら、つぎの三つのケースについて、患者のコンピテンスを評価してみましょう。みなさんが「コンピテンスがある」（患者の自律を尊重する）または「ない」（仁恵・無危害原則を優先すべき）と思うケースは、それぞれどれになるでしょうか。

ケース1

Ｉさんは、七二歳の女性。白血病で輸血治療が必要であるが、熱心な「ものみの塔」の信者で、宗教上の理由から輸血を拒否している。医師は彼女に、輸血を受けなければあとひと月もつかどうか分からないと説明した。Ｉさんは、輸血を始めれば当分の間「通常の生活」が営めるということも理解したうえで、たとえ余命がわずかになったとしても、教えを守り抜くために輸血は受けないと言った。

ケース2

Jさんは七七歳の男性。脳卒中を二回起こして寝たきりとなり、発話ができない。タール便がみられたため精密検査を受けたところ、大腸がんですでに腹腔《ふくくう》内転移を起こしていた。Jさんは手術不可能で余命が六か月程度だと説明されたうえで、医師から化学療法をすすめられたが、首を横に振り、治療を拒否するジェスチャーを示した。

ケース3

Kさんは七八歳の男性。軽度のアルツハイマー病を発症している。激しい腹痛を訴え、娘に付き添われて来院した。虫垂炎でパンペリ（汎発性腹膜炎《はんぱつせいふくまくえん》）を起こしており、手術を受ければ治療可能であるという説明を受けたが、彼は手術を頑として拒否し、「この腹痛は悪魔がとりついたせいだ。お祓《はら》いを受ければ絶対に治る」と言い張った。

さあ、できましたか。答え合わせをしてみましょう。とはいっても、絶対に正しい解答があるわけではないのですが……。

ケース1では、患者は五つの要素のうち、①から④までを満たしており、欠けているかもしれないと疑われるのは⑤の合理性だけです。しかし、たとえ選択の結果が、一般の人から不合理と思われる内容であっても、意思決定の過程が、本人の信条や価値観に対して「合理的」であれば、決定の内容については問うべきではないといわれます。

コンピテンスの基準は、あくまでも決定の結果（決定の内容）ではなく、意思決定の過程を強調しているということに注意しなければなりません。すると、ケース1では、輸血を拒否して死を選ぶという医学的にみれば非合理的な結果にはなっても、患者の決定を尊重すべきということになります。

ケース2はどうでしょうか。ケース1と同じく、患者の治療拒否を認めるためのコンピテンスの評価ですが、ケース2の場合には、すでに手術適応のない治癒不可能な末期がんであり、わずかばかりの延命のために激しい副作用をもたらす化学療法を拒否したい気持ちは理解できます。よって、⑤の合理性は満たしているでしょう。

①のコミュニケーション能力が、やや気になるかもしれません。ただ、脳卒中の後遺

症のため言語による意思伝達ができないという難点はありますが、何らかのジェスチャーによって、コミュニケーションは可能です。たとえば、うなずく、指を動かす、まばたきをするなど、いかなる身体の動きによっても〝治療に対する明確な同意〟は可能であると言われます。

ケース3では、満たしているのは①だけでしょう。医学情報を理解できておらず、痛みから解放されたいという気持ちと手術拒否という選択とが一致していないため、②③を満たしていません。それ以前に④が問題です。

悪魔のせいで腹痛に襲われたという「妄想」を抱いている時点で、Kさんにはコンピテンスが欠けていると見なされます。また、このケースでは「救急時である」ということも、Kさんの同意なしに治療を行うことを正当化するかもしれません。

Aさんのコンピテンス評価

では、さきのAさんのケースはどうでしょうか。

Aさんの場合、認知症の彼が、足の切断を拒否できるかどうかが問題になっています。まず①は満たしています。けれども、②や④が問題です。病識に欠け、足を切断しなければ、死を招く結果になるということを理解できているのかが問題です。つねに「奇蹟」が起こることを信じたり、足が「泥でよごれているだけ」と本当に考えたりしているのなら、Aさんは「問題に向き合う能力（コンピテンス）がない」ということになるでしょう。

ただ、足の切断は、本人のQOLにきわめて重大な影響を及ぼします。このような、リスクや侵襲度の高い処置について同意や拒否をする場合と、さほどリスクや不快感をともなわない軽微な処置の場合とでは、コンピテンスの判定基準が変わってくると考えることもできます。

問題となっている処置が、予防接種や肺炎への抗生物質の投与、虫垂炎の手術など、リスクが低く、メリットが高く見込める処置であったなら、治療拒否を認めるためのコンピテンスの基準を厳しくする（よほど合理的な理由がない限り、治療拒否を認めない）こともできるかもしれません。

他方、手足の切断や実験的な治療など、治療のリスクやQOLへの影響が大きい場合には、治療拒否のためのハードルを、もっと低く設定してもよいかもしれません。でも医療者は（ときには私たちも）やはり、「治療を受ける方が合理的だ」という「偏見」を持ちやすいでしょう。治療を拒否する人を「コンピテンスがない」と見なしやすい傾向があるかもしれません。

コンピテンスの評価基準を恣意《しい》的に厳しくして、自分の考える最善の治療を（善意から）患者に押し付けようとする医療者や、家族にどうしても治療を受けさせたくて、本人から拒否権を取り上げようとする肉親が現れてくる可能性もあります。

たとえ「いのちを助けたい」という善意からであっても、それは本人の自己決定権、つまり「自己立法者」としての尊厳をふみにじる行為になります。

そうであるからこそ、患者の自律を尊重するアメリカではとくに、患者本人のコンピテンス評価に慎重な判断が求められているのです。Aさんのケースはアメリカのいくつかの判例をもとに作成したものですが、実際の判例では、患者が手足の切断を拒否した場合、本人がかなり進行した認知症であっても、その「コンピテンス」を認め、治療の拒否権を認めた例がいくつもあります。Aさんにも拒否権が認められるかもしれません。「いのち」は誰が決めるのかという問題をつきつめれば、「その人がコンピテンスをそなえているかどうか」を誰が決めるのかという問題が生じてくることになります。誰が尊厳をそなえた人格で、誰がそうでないかを「決める」のは一体誰でしょうか。

このような人間の尊厳を問う究極的な難問が、医療者と家族、あるいは裁判官たちの話し合いによって、ケースバイケースで決定されているのが現状なのです。

◇**参考文献**

トム・L・ビーチャム、ジェイムズ・F・チルドレス著、永安幸正、立木教夫監訳『生命医学倫理』成文堂、一九九七年
H・T・エンゲルハート著、加藤尚武、飯田亘之監訳『バイオエシックスの基礎づけ』朝日出版社、一九八九年
加藤尚武『現代倫理学入門』講談社学術文庫、一九九七年

第4章　いのちの「質」は誰が決めるのか

中学校教師・鬼塚英吉が活躍する漫画『GTO』には、容姿端麗、IQ200の神崎麗美《うるみ》というキャラクターが登場します。読者ファンも多いクールな美少女です。彼女の母親は日に億単位のお金を稼ぐトレーダーで、一日中パソコンに向かったきり、娘にかまおうとはしてくれません。

（ママは……子どもを育てるより、お金を育ててるほうが好きみたい）

小さい頃から、金に飽かせて英才教育を受けさせられ、食事は雇われた家政婦さんが作ったものを、ロボットのように機械的に口に運ぶだけの「人工的な毎日」でした。麗美が自分の部屋に戻ると、向かいの家のベランダで、同じ年くらいの女の子が、両親と楽しそうにバーベキューをやっている光景が見えました。少女は想いを馳《は》せました。

「どんな味なんだろ……お父さんやお母さんと一緒に食べるのって……」

彼女のお父さんはどうしたのでしょう。少女は、幼き日の自分の「父親」の記憶をたどってみました。

母親に連れられて、大学の研究室に行ったときのことです。研究員がニヤニヤしながら彼女に話しかけてきました。

「麗美、君はお父さんに会いたいかい?」

大きくうなずく彼女を連れて、研究員は、冷凍庫の前に来ました。そして、冷凍庫のドアを大きく開いて、言いました。

「ほら見てごらん。君のお父さんはこの中に……」

彼女の目の前には、液体窒素の白い煙とともに、整然と並んだ試験管が現れました。

精子バンクで「造られた」天才児

麗美のお父さんは、一体「誰《だれ》」だったのでしょうか。

やがて、その「謎《なぞ》」が明かされる事件が起こります。あるとき彼女が登校すると、学校の掲示板に、衝撃的な内容のビラが掲げられていたのです。そこには、こう書かれていました。「神崎麗美は大金を積んで海外の精子バンクから優秀な精子を買って造られた天才児だ」それは小学校の時からの友人、相沢雅による嫌がらせでした。クラスメイトたちの反応も、麗美にはショックでした。

「なーんだ」

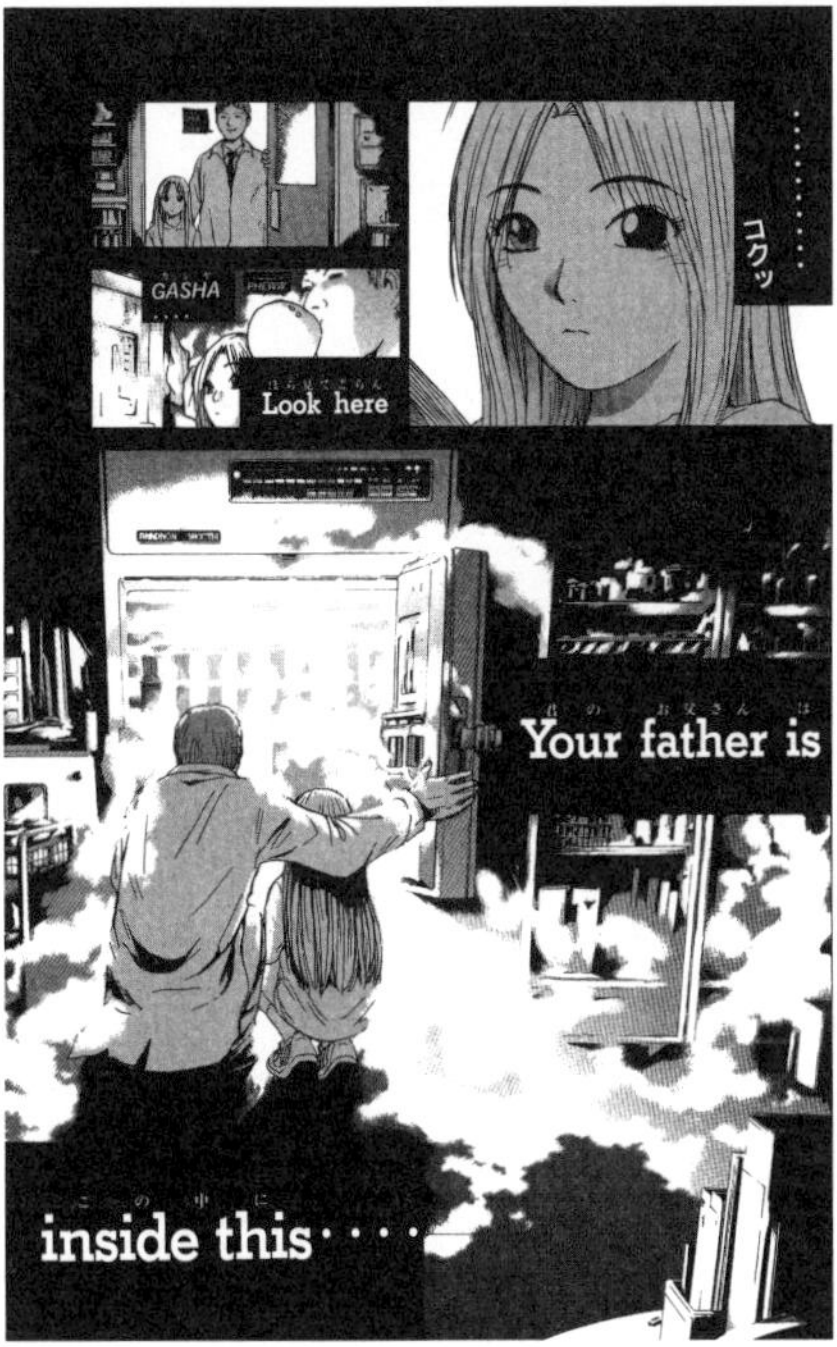

…………コクッ
GASHA
Look here《ほら見てごらん》
Your father is《君の お父さん は》
inside this《この 中 に》・・・・

『GTO』16巻（©藤沢とおる／講談社）「ギ・ブ・ス」より

「どーりで頭良すぎると思ったんだよ」

「でも本当にあるんだこーゆーのって」

「こーゆーのって？」

「だからさー金積んで優秀な遺伝子ゲットって話が現実にさー」

自分の「秘密」を、ひどいやり方で暴露された彼女は、自殺する覚悟を決めてしまいます……（この続きは、『GTO』をご覧ください。鬼塚先生が活躍します）。

これでさっきの「冷凍庫のなかの父」の意味が理解できたでしょうか。

麗美の父親は、試験管のなかの冷凍精子だったのです。彼女は、独身である母親が、アメリカで「優秀」な男性の精子を「買って」、作った子どもでした。優秀な「父親」の遺伝子を受け継いだ彼女は、同じく高い知性を備えた子どもになったのです。

コンピュータ顔負けの頭脳を発揮する娘に驚きつつ、母親は、若い助手に得意げに言います。

「あんた達も考えといたほーがいーわよ。金さえあれば男なんかに頼らなくたって生きていけるんだから。」

そして、続けます。

「父親なんかいなくても、子どもは幸せになれるのよ。充分にね！」

ドア越しに、それを聞いていた麗美は、あの「冷凍庫のなかの父」の記憶を想い起していました……。

これは、漫画のなかだけの話ではありません。「精子バンク」が実際に存在するアメリカでは、かつて、ノーベル賞受賞者の精子で天才児を「作る」試みが実際に行われていました。

いのちの「質」を決める

「精子バンク」や麗美の話が、「いのち」の決定とどう関係するのかですって？　ちゃんと説明します。

これまでは、コンピテンスをもたない認知症の高齢者や、幼い子どもの「いのち」の決定について、検討してきました。

でも、ほかにも自分で自分のことを決めることのできない「人」がいます。誕生する前の「人」、これから生まれてくる未来の「人」です。

生まれてくる「子ども」は、自分の「いのちの始まり」や、自分の「いのちの質」を、自分で決めることができません。もちろん「子ども」はもともとみな授かりものです。私たち自身だって、人の手によって操作されて生まれてきたわけではありません。みな自分の「いのち」の「始まり」や「質」を自分で決められないですし、ましてや、誰かによって「いのち」の「質」をあらかじめ決定されて生まれてきているわけでもありません。

けれども、たとえば、親が「頭のいい子どもがほしい」と望んで、生殖医療技術、この「精子バンク」を利用して、望み通りの「子ども」を生もうとする場合はどうでしょうか。子どもの「いのちの質」を、親が決めようとしています。

はたして、親が子どもの「いのちの質」を決めることはできるのでしょうか。

「精子バンク」とは

そもそも「精子バンク」って何なのでしょうか。

「精子バンク」が初めて登場したのは一九七〇年代でしたが、当時は文字通りの「精子の銀行」、つまり、男性が自分自身の精子をストックするための「バンク」としてスタートを切りました。ふつう、「銀行」は自分のお金を預けて、後で預けた自分のお金を引き出しますよね。「精子バンク」も、元々はそのような「銀行」だったのです。

たとえば、男性が放射線療法を受ける前に、健康な自分の精子を預けておいて（放射線療法を受けてしまうと、健康な精子ができなくなってしまうことがあります）、後で、それを使って子どもを作るという場合です（同じように、若いうちに、自分の卵子をストックする女性もいます）。

そのような「バンク」のあり方を変えたのは、カリフォルニア州の精子バンク「レポジトリー・フォー・ジャーミナル・チョイス」でした。

「ジャーミナル・チョイス」は、ノーベル賞受賞者などの精子を扱った特殊な精子バンクで、一九八〇年に設立され、九九年に閉鎖された非営利企業です。この「ジャーミナル・チョイス」を利用して生まれた子どもは少なくとも二三〇人以上、五か国に及び、そのうち数人の子どもたちはメディアに登場し、「天才」的な能力を発揮して全米を驚かせたそうです。

“親をおかしくしてしまうよ”

子どもにとって、「精子バンク」の精子から生まれるということは、どのような意味をもつのでしょうか。

神崎麗美のモデルと思われる「ジャーミナル・チョイス」出身の天才児、ドロン・ブレイクさん（一九八二年生まれ）は、この「バンク出身」の子どもたちの立場を、つぎのように語っています。

「優秀なドナーを有する精子バンクが抱える問題は、それを利用する親をおかしくしてしまうことだよ。もし子どもが優秀じゃなかったら愛情を注がなくなるし、もし優秀だったらますます勉強を強いるようになる。」

才能を期待された子どもが、プレッシャーを感じるんじゃないかということは、容易に想像がつきますよね。子どもが親の期待に応えられなかったとき、親を失望させたとき、子どもは自分自身を「失敗作」だと思ってしまうかもしれません。

親が愛したのは、自分そのものではなく、自分の「才能」だったのではないかと感じることもまた、子どもを苦しめてしまうかもしれません。

たとえば、麗美が、母親のために家事をしてあげようとすると、母は言います。

「そんなコトに時間使ってどうするのせっかくの頭脳なのに……。それより頑張ってあたしの叶《かな》えられなかったこと叶えてちょーだい。そのためにあなた作ったよーなもんなんだから」

麗美は、言葉を失います。

デザイナー・ベビー願望

メディアに登場した数人の天才児たちが、世間を騒がせたこともあって、アメリカ社会には、「デザイナー・ベビー」願望が広まりました。「デザイナー・ベビー」とは、親によってデザインされた子ども、簡単に言えば、親の望み通りの子どもです。

「おめでた」が分かったら、どんな親でも「よい子が生まれますように」と願うことでしょう。それ自体は、とても「自然」なことで、とくに罪のない欲望であるかもしれません。

けれども、精子バンクを利用して、「デザイナー・ベビー」を作ろうとすることは、それとは違うことなのでしょうか。つまり、「よい子」が欲しくて、優秀で魅力的なドナーの精子を「選ぶ」ことは認められるのでしょうか。

精子バンクでは、ドナーについてのかなり詳しい情報が書かれた冊子を受け取ることができます。そこには、ドナーの人種や容姿、身長、目や髪の色、近親者を含めた医療情報のほか、ドナーの趣味や特技、人柄、得意分野などが記されています。

精子提供者の情報が、なぜ細かく書かれているのか、ご存知でしょうか。これらの情報は、できるだけ「夫に似たドナーを選ぶため」に示されていたものなのです。夫の精子に問題があって子どもが作れない場合に、精子バンクや医療施設で他人の精子をもらって、子どもを作るケースがあります。その場合、父と子とは、遺伝的には他人になります。けれども、子どもの外見や性格が夫に似ていれば、お互いに親近感をもちやすくなるからです。

そのため、精子ドナーの情報を利用して、西洋人であれば、父親とドナーの目や髪の色を合わせたり、日本人夫婦であれば、血液型を両親と合わせたりしているのです。

親心かエゴか

けれども、デザイナー・ベビー願望を抱く夫婦や独身女性のなかには、わざわざ自分たちが持ち合わせていない「優れた」才能をもつドナーを選びたがる傾向が見られるようになってきました。

麗美の母親は、娘に「あたしの叶えられなかったこと叶えてちょーだい。そのためにあなた作ったよーなもんなんだから」と言っていました。

また、NHK教育テレビ「にんげんゆうゆう」〈生殖――子どもとの新しい関係を求めて〉(二〇〇二年一月二三日放映)のなかでは、夫が無精子症で子どもが作れない夫婦が、精子バンクを利用して、自分たちにはない数学と音楽の才能をもったドナーを選び、生まれてきた子どもにバイオリンの英才教育を受けさせていました。

このように、自分たちに似た子どもがほしいと思うよりも、子どもに対して「ないものねだり」をしようとする親がいるのです。はたして「親に似ている」以上のことを、ドナーや子どもに求めてもよいのでしょうか。

アメリカでは、一九九九年一〇月に「ロンズ・エンジェルス」という精子・卵子のオークションサイトも立ち上げられました。オークションで、希望する精子と卵子を手に入れ、望みどおりの「子ども」を作ることが可能になったのです。しかし、スーパーモデルの卵子が約一六〇〇万円で落札されたりするなど、あまりに過熱しすぎたため、このオークションは政府の介入によって廃止となりました。

「よい子」に育ってほしいという願いは、素朴な親心なのでしょうか、それとも親のエゴなのでしょうか。

“「パパ」はどんな人?”

もし、麗美が「パパ」がどんな人か知りたいと言ったら、どうすればよいのでしょうか。

『GTO』のなかでは、「パパはどんな人?」という幼い麗美の問いかけに、一瞬どきっとしながらも、母親はつぎのように答えました。

「とても頭のいい人よ」

たしかに、彼女の「父親」は、IQの高い男性の冷凍精子です。けれども、冷凍庫のなかの精子を提供したのは、生身の「人間」です。その精子ドナーがどんな人か、知りたくなることもあるのではないでしょうか。

カナダでは、夫の精子に問題があって子どもができない場合、他人の精子の提供を受けて、子どもをもうけることが広く行われています。「天才児を造るため」ではなく、「不妊治療」として、精子バンクを利用するケースです。

二〇〇〇年以降、カナダでは、生まれてくる子どもの一五〇人に一人が、そのような「人工授精」によって誕生した子どもだと言われています。そのような出生の子どもたちが集まって、カナダのトロントに「人工授精児の会」が発足しました。二〇代から五〇代くらいまでの「人工授精児」たちが会合を開き、精子ドナー情報の開示を求める運動を起こしています。冷凍精子の提供者が、どんな人物なのか知りたいというのです。

自分のアイデンティティを知りたい

なぜ彼らは、精子ドナー、つまり自分たちの遺伝学上の「パパ」を知りたいと思うのでしょうか。

彼らのほとんどは、冷凍精子の提供者に、「父親」としての責任を要求しているわけではないといいます。そうではなく、「自分のアイデンティティを確認するため」に、ドナーを知りたいと主張しています。アイデンティティ、つまり自分は一体何者なのか。どんな人の遺伝的特質を受け継いでいるのか。自分の存在を確認するための手段として、精子ドナーに会いたいといいます。

精子の提供者だって、ひとりの「人間」です。麗美の「パパ」も、たんなる「頭のいい」だけの人ではありません。どんな髪の色をしているのでしょうか。目や肌の色は？幼いときはどんな子どもで、どのような人柄なのでしょうか。

生物学的には、精子のもつ遺伝情報は、子どもにつよく遺伝します。自分はドナーとどんなところが似ているのかなと、遺伝的なつながりを確認したり、ドナーのなかに未来の自分を見たいと思う子どももいます。

また、身体的特徴や能力だけでなく、体質だって、親から遺伝的な影響を受けていますよね。私はストレスがたまると、すぐに胃が痛くなりますが、私の母親や祖父も、同じように胃の弱い人です。また、同じようにタバコを吸っても、肺がんになる人もいれば、ならない人もいます。これもリスク因子の遺伝によるものだと言われています。

このようにドナーの医療情報（既往歴や体質）をあらかじめ知っていれば、「自分もドナーの体質を受け継いでいるかもしれない」と意識して、自分の体調管理に役立てることができるかもしれません。

さらに、自分のルーツを知りたい、家系をさかのぼりたいという欲求をもつ人もいます。「家系」といっても、私たちにはあまりピンときませんが、欧米では、家系図などをみて、自分の祖先は誰か、自分は何代目かといった自分のルーツをはっきりと確認しておきたいという人がいます。ところが、ドナーを知らなかったら、父方の家系がすべて空白になってしまいます。家系図の半分が欠落してしまうというストレスに、耐えがたい気持ちを抱いてしまうのです。

なぜドナーは匿名なのか

このように、「子ども」たちは自分の「出自を知る権利」を主張していますが、精子提供者の情報を彼らに教えることは、とても難しいことです。現在、人工授精を行っている医療機関や精子バンクの多くは、「匿名の原則」を遵守し、ドナー情報については堅く口を閉ざしています。

なぜ、ドナーを匿名にしているのでしょうか。少なくとも三つの理由が考えられます。

一つは、ドナーのプライバシーを保護するためです。ドナー自身が、自分の家庭をもっていることもあります。そこに、提供した精子で生まれた子どもがやって来て、父親としての義務を要求されたり、責任を取ってくれなどと言われたりしたら、ドナーの家庭は混乱してしまいますよね。そうしたトラブルを避けるために、子どもとの関係を完全にシャットアウトしているのです。

また、精子の提供を受けて「子ども」をもうけた不妊夫婦の側からすれば、家庭のなかにドナーの影響を持ち込みたくない、という気持ちがあります。麗美のケースでは、母親がシングルマザーだったので、夫に気兼ねをする必要はなかったのですが、夫婦が「精子バンク」の精子で子どもを作ったら、夫にとっては、子どもとの遺伝的つながりがないことになります。ですから、そのことは「忘れて」、生まれてきた子どもは、あくまでも自分たち夫婦の子どもとして「普通に」育てたいと思うのです。

さらに、人工授精を行う医療機関や精子バンクの側からすれば、ドナーの匿名性を守らないとドナー数が減少してしまい、ドナー不足になるのではないかという心配があります。わざわざ身元を明かしてまで、精子提供をする男性は、そう多くはないかもしれません。ドナーの数が減ってしまえば、精子不足となり、人工授精自体ができなくなってしまう可能性もあります。

このように、人工授精を行う精子バンクや医療機関、AID（非配偶者間人工授精）を受ける不妊夫婦、そして精子ドナー自身にとっても、「匿名が一番！」ということになっていたのです。しかし、ここには、人工授精で生まれてくる子どもたちの視点が欠けています。子どもたちにとって、ドナーを知らないでいることがよいことなのかどうかを、これまで誰も考えてこなかったのです。

冷凍庫のなかの父

麗美の「父親」は、もしかしたら、もうこの世の人ではないかもしれません。

冷凍精子は、液体窒素のなかに保存されています。凍結技術の進歩によって、凍結したまま、永久保存することもできます。精子が保存されているなら、アインシュタインの子どもを作ることだってできるはずです。すでに亡くなっている男性の精子を使って、子どもを「作る」ことも技術的には可能です。

死んだ人の子どもを作ろうとする人なんて本当にいるの？　と思うかもしれません。

けれども、実例があります。日本では、白血病で亡くなった夫の凍結精子を使って、妻が、夫の死から数年後に「夫の子ども」を産んだというケースがありました。生まれた男の子の戸籍の父親欄は、空白になっています。受精の時点ですでに故人となっていた夫を父親とした出生届を役所に提出したところ、受理されなかったからです。妻は出生届の受理を求めて訴えを起こしましたが、最高裁でも認められませんでした。

その後、子どもが父親の「死後認知」を求めて提訴しましたが、二〇〇六年九月四日、やはり最高裁は、夫の凍結精子をもちいた「死後生殖」によって生まれた子どもを、夫の嫡出子としては認めないとし、子どもの「認知請求」を退けました。

先端技術の力で、死んだ夫の子どもを作ることはできますが、生まれてきた子どもを法的に「夫の子ども」とすることはできないのです。日本の法律では、死んだ人間の子どもが生まれてくるなどという事態を想定していなかったのです。

この妻の行為を、「不自然だ」と批判する人もいました。他方で、「愛する夫の子どもがほしい」という妻の気持ちも理解できるという声もありました。みなさんは、いかがでしょうか。そして、何よりも、生まれてきた子どもは、すでに生身ではなくなった「冷凍庫のなかの父」によって誕生したという事実を、どのように思うのでしょうか。

◇**参考文献**

藤沢とおる『GTO』第一六巻・第一七巻、講談社、二〇〇〇年
石原理『生殖医療の衝撃』講談社現代新書、二〇一六年
非配偶者間人工授精で生まれた人の自助グループ・長沖暁子編著『AIDで生まれるということ――精子提供で生まれた子どもたちの声』萬書房、二〇一四年
歌代幸子『精子提供――父親を知らない子どもたち』新潮社、二〇一二年
「にんげんゆうゆう」〈生殖――子どもとの新しい関係を求めて〉NHK教育テレビ、二〇〇二年一月二三日放映
森健『人体改造の世紀――ヒトゲノムが切り開く遺伝子技術の功罪』講談社ブルーバックス、二〇〇一年

第5章　双子の生死は誰が決めるのか

「一人を助けるために、もう一人を殺してもよいか」

こんな究極の選択が、実際に問題となったことがあります。英国マンチェスター市で起こった、結合双生児の分離手術をめぐる問題です。

「結合双生児」という言葉を聞いたことがあるでしょうか。ベトナムで生まれたベトちゃんとドクちゃんのケースがよく知られていますが、身体の一部が結合した一卵性双生児のことです。

受精卵が二つに分かれるときに、完全に分離せずに一部つながったまま成長してしまうことが原因で、約一〇万分の一の確率で生まれてきます。頭がつながっている双子もいますし、おなかや下半身でつながっている場合もあります。このような双子は、四割から六割が死産、三割が生まれた当日に命を落とすといわれています。

誕生後にいのちを取り留めたとしても、そのまま成長していけば、やがては二人ともいのちを落とす危険性が高いという場合もあります。

結合双生児の発生頻度は、民族や人種に関係ないと言われていますから、当然、日本でも結合双生児が生まれてくることはあります。ただ、日本の場合には、生まれる前の検査（出生前診断）が発達していて、双子がお腹のなかにいるときに、結合していることが分かります。

医療チームを組んで、双子が生まれる前から分離手術に備えることもできますが、結合の状態によっては分離が不可能なこともあり、そのような場合、中絶も視野に入れて検討することがあります。

他方、結合した状態で安定している双子もいます。なかには、結合したまま何十年も生存し、それぞれが結婚生活まで経験したケースもありますし、むしろ分離手術を受けたことによって、両方とも死んでしまったり、後遺症を残してしまったりしたケースもあります。

日本でも胸のあたりでつながった双子がいましたが、日本では認知度が低いためか、結合したままでは社会から偏見を受けてしまうこともあるため、医学的な必要性が必ずしもない場合でも、医療者が分離手術を考えることがあるそうです。

分離手術は双子自身が決める?

分離手術を受けるかどうかは、医学的なリスクも含め、結合した双子たち自身が決めればいいんじゃないかと思う人もいるでしょう。

たしかに当の双子たちが結合したままでいるか、分離手術を受けてそれぞれが別々の人生を歩むかは、彼らの「生活の質」(Quality of Life)に大きく関わることですから、当人たち自身に決めてもらうことに、私も何の異論もありません。

自分の人生は自分で決めたい――みなさんの多くはそう思うでしょう。私もそうです。双子だって、たぶんそうでしょう。

けれども、結合双生児の場合、成人してからの分離手術は、子どものときよりもリスクが大きい上、判断能力が備わる前の小さな子どものうちに手術をしないと長く生きられないということが多いのです。

その場合、誰が決めるのでしょうか。自然に思い浮かぶのは、親でしょう。

双子の分離手術が成功し、二人とも助かるケースもありますが、心臓などのいのちにかかわる臓器（あるいは臓器の機能）を共有している場合、どちらかを助けたら、もう一方が死んでしまうこともあります。一方の子どもの生命と引き換えに、もう一方の子どもの生命を「救う」ことができるとしたら、子どもたちに分離手術を受けさせるべきでしょうか。双子の親にとっては、とくに厳しい選択になります。

親はどのような気持ちで、この選択に向き合うのでしょうか。もちろん「子どものいのちを救いたい」という想いがまずあるでしょう。あるいは「より幸せな人生を生きてほしい」という想いもあると思います。

そして、そのような親心はまた、親自身の価値観に基づいています。宗教やその国の文化などが、親の価値観や「いのち」の決定に大きな影響を与えるということは、想像に難くないでしょう。

ジョディとメアリの分離手術

二〇〇〇年八月八日、英国マンチェスター市の病院で、女の子の結合双生児、メアリとジョディが生まれました。二人は下腹部で結合していましたが、メアリの心臓や肺の機能は、ジョディに依存していて、二人が分離されたら、メアリは生きていくことができません。

また、メアリの脳には問題があり、人間が精神活動をするための高次な機能をそなえていませんでした。さらに、彼女は今後、七〇％以上の確率で、治療の難しい水頭症を起こすと予想されました。メアリが水頭症を起こせば、健康なジョディの脳もダメージを受けます。

他方、ジョディは、脳や身体の機能に何のトラブルもなかったため、分離手術を受ければ、自分で歩くこともできるし、子どもを産むこともできますし、知能にも問題がなく、平均寿命を全うできると予測されました。

このまま二人が結合したままでは、ジョディの心臓や肺が二人分の負担に耐えられず、六か月以内に、二人とも死んでしまうだろうと思われました。

一人だけでも助けたいと考えた医師たちは、両親に双子の分離手術を提案しました。結合したまま、二人とも死んでしまうよりは、確実に助けられるジョディのいのちを救いたいと考えたのです。

しかし、敬虔《けいけん》なカトリック教徒である両親は、分離手術に同意しませんでした。両親は、二人の娘は同じように生きる権利をもっている。たとえジョディが助かるとしても、分離手術への同意は、メアリを殺すことに同意することになる。神から与えられたいのちを、人間が殺《あや》めることは許されない。双子の運命は「神にゆだねたい」と言いました。

さらに、分離手術でジョディが生き残っても、医療設備の整っていない環境（両親の住むゴゾ島）で、障がいをもつ子どもを養育していくことができるのか、治療のための環境や医療費が不十分だった場合、生き残った子どもを手放さなければならないのではないかといった不安からも、分離手術に同意できませんでした。

みなさんは、どう思いますか。分離手術によって、メアリを殺すことはできないという両親の考えも確かに理解できます。けれども、結合したまま双子の経過を見るだけにしたら、半年後には、二人とも死んでしまいます。

ジョディを助けるために、メアリを殺してもよいのか

この事件は、世界中の倫理学者、法学者のあいだに議論を呼び起こしました。
分離手術を行えば、手術中に、メアリは確実に死んでしまいます。そのことを知りながら、分離手術をするということは、「メアリは死んでしまっても仕方がない」と認めていることになります。さらに、見方によっては、ジョディを助けるために「メアリを死なせること」にもなるかもしれません。分離手術は、「一人を助けるために、もう一人を殺してしまうこと」にも見えます。

とくに両親にとっては、双子が二人とも死んでしまうだろうという医師の予測よりも、分離手術によって、確実にわが子メアリのいのちが失われてしまうという事実の方が、重いのかもしれません。

メアリの脳には重い障がいがありましたが、彼女の愛らしい瞳《ひとみ》は、ぱっちりと開かれています。分離手術は「確実に」愛するメアリの命を奪うことです。見方を変えれば、分離手術は、ジョディを助けるために「メアリを殺すこと」にも思われます。両親は「わが子を殺したくない」のかもしれません。

いのちの優先順位

みなさんのなかにも、カトリック信者の両親のように、人間がいのちを選ぶこと、あるいは手術によってメアリのいのちを奪ってしまうことは許されないと考える人もいるかもしれません。その場合は、運を天にまかせて、「自然な経過」をみることになります。

けれども、それでは、二人とも死んでしまうことになります。二人とも死んでしまうよりは、一人助かった方がいいと思う人も、もちろんいるでしょう。

ジョディだけでも助けた方がいい、それは「ジョディを助けるために、メアリを死なせてもよい」ということになりますね。手術をすべきだという人は、「メアリは死んでしまっても仕方がない」と思っているのでしょうか。

ある人を助けるために、もう一人のいのちを犠牲にしてもよいのでしょうか。

「でも、だって……」と言いたくなる人もいますよね。

メアリとジョディのおかれている「状況」が、それぞれ違うからです。

メアリは、ジョディの心臓から血液を送ってもらっています。ジョディが死んでしまったら、メアリも血液の供給源を断たれて死んでしまいます。もともと彼女はジョディの身体に「依存」している、あるいはジョディの身体機能を「借りて」生きているのだから、ジョディを助けることを優先してもよいのではないかということです。

あるいは、ジョディは健康ですが、メアリは脳や身体に重い障がいをもっていて、結合したままでも長くは生きられません。生きている間も、意識がないため、人間としての精神活動は一切できません。そのような状態のメアリが死ぬことより、健康なジョディが死んでしまうことの方が「悪い」と思う人もいるでしょう。

ここには「生命の質」の比較が含まれていますね。障がいをもったメアリと、健康なジョディ。二人のＱＯＬを比較して、「メアリよりもジョディ」という選択をしていることになります。

さらに、もう一つ。分離手術を行うかどうかを決めるのは「誰」なのでしょうか。前に出てきたように、子どもの親には、「親権」というものがあります。この場合、ジョディとメアリの親権者である両親に、子どもの分離手術について決める権利があるのでしょうか。そうでないとするならば、いったい誰が、決めるべきなのでしょうか。
分離手術の是非を考える上で、重要な観点がいくつか出てきました。

①分離手術は、「メアリを殺すこと」になるのか。
②ジョディとメアリとの関係、とくにメアリがジョディの心肺機能に「依存」しているという事実をどうとらえるか。
③「生命の質」の比較はできるのか。
④誰が決めるのか。

イギリスには「児童法」(一九八九年制定)という法律があります。親が子どもの治療に反対する場合、「子ども(児童)の利益」を守るために、医師は裁判所の許可を得て治療を行うことができます。ジョディを救いたいと考えた医療者たちは、訴えを起こしました。

みなさんは、双子の親の反対を押し切って、分離手術を行ってもよいと思いますか。

この場合、分離手術を行うかどうかを決めるのは「誰」なのでしょうか。子どもの親でしょうか。裁判官でしょうか。医療者でしょうか。分離手術は「メアリを殺すこと」なのでしょうか。一人を助けるために、もう一人を殺してもよいのでしょうか。

ここでいったん本を閉じてみてください。みなさんが裁判官になったら、このケースをどのように判断するか、ちょっと考えてみてください。そうですね、生命倫理のキーワードを使ってみるといいかもしれません。

裁判所が実際の判決のなかで使った「生命の神聖さ」(SOL)、「生命の質」(QOL)、「安楽死」、それから「子どもの最善の利益」の四つにしてみます。さあ、どうぞ。

*

考えがまとまりましたか? なかなかやっかいですね。生命倫理のさまざまな議論は、じつはこのように「判断の枠組み」そのものを組み立てることから始まります。専門家だけではなく、一般の人も議論に参加しています。みなさんも、すでにこの議論の参加者ですね。

では、このとき裁判所は、どのように判断したのでしょうか。一緒にみていきましょう。

分離手術は障がい児メアリの「消極的安楽死」――高等法院の判決

二〇〇〇年八月二五日、第一審の高等法院は、両親の承諾なしに手術をする権限を医師に与えました。高等法院のジョンソン裁判官は、両親の意思は重要ではあるけれど、「子どもの利益」の方が優先されるとしました。そして分離手術はジョディにとってだけでなく、死んでしまうメアリにとっても「最善の利益」であると述べました。

健康なジョディと違って、メアリは身体も脳も深刻なダメージを負っています。ジョディと結合したままで、苦痛に耐えるだけのメアリの数か月の生存は、メアリ自身にとって何の価値もない。メアリのいのちをこれ以上引き延ばすことは、彼女にとっての不利益にしかならないと考えたのです。

また、メアリに血液を供給しているジョディを切り離す分離手術は、いわゆる「消極的安楽死」と見なされるので、違法ではないという判決が示されました。分離手術はメアリを「殺すこと」ではなく、延命治療の差し控え（栄養、水分補給の停止）にあたると言われたのです。

はたして、親の意向よりも、裁判所の判断した「子どもの最善の利益」を優先すべきなのでしょうか。障がいをもつメアリの生は、生きるに値しないのでしょうか。分離手術は、メアリに対する「消極的安楽死」と見なすことができるのでしょうか。

この判決に対しては、「子どものことは両親が決めるのが自然だ」、重度の障がいをもつメアリを「死なせた方がよい」と考えるのは「障がい者差別」である、ナチスのような障がい者の安楽死を認めることになる、といった批判が向けられました。

メアリの脳や身体のダメージなどの「生命の質」を考慮して、彼女は生きるに値せず、心身の障がいをもたないジョディを助けることの方が望ましいというのは、確かに障がいの有無によって、「メアリよりジョディ」という生命の選択を行っていることになるかもしれません。

もっとも害の少ない選択肢――控訴院判決

判決に不満を抱いた両親は控訴しました。しかし二〇〇〇年九月二二日、第二審の控訴院の裁判官たちは、全員一致で、控訴を棄却しました。両親はまたもや裁判に負けてしまったのです。

裁判長は、この問題については、全ての人を満足させることができる「正しい」答えはないと強調しました。二人のいのちは同じように、かけがえがないものだからです。そのうえで、今回は、あえて両親の希望よりも「子どもの最善の利益」を優先するべきだと述べました。

ジョディとメアリの「最善の利益」とは何でしょうか。

控訴院は、一審での「メアリの生は生きるに値しない」という主張を否定し、SOL（生命の神聖さ）の原則を強調しました。すべての生命が内在的な価値と尊厳をもつというSOLの原則からすれば、重度の障がいをもつメアリも、ジョディと同じく生きる権利をもっています。

すると、分離手術は、ジョディの「利益」にはなりますが、メアリにとっては「不利益」となります。かけがえのない「いのち」を失ってしまうのですから。ジョディとメアリの「利益」が衝突してしまいます。双子のいのちが同じ価値や尊厳をもつのなら、ジョディとメアリのどちらかの「利益」を優先したり、一方を選ぶことは困難です。

このような「恐ろしいジレンマ」に直面した場合、裁判所は、責任を放棄して両親の決定にゆだねるのではなく、二人の子どもそれぞれの「最善の利益」のバランスを取りながら、「もっとも害の少ない選択肢」、すなわち、より小さい害悪を選ばなければならないと、裁判長は述べました。

どの生命もみな同じように尊いものなので（生命の神聖さ）、二人の「生命の質」を比較して、障がいをもつメアリよりも健康なジョディのいのちを優先すべきだとはいえません。しかし、医学的治療が二人の「生命の質」に与える影響を比較することはできると裁判所は言いました。

手術をすれば、ジョディはほぼ通常の生活を送れるようになりますが、メアリの寿命は数か月短くなってしまいます。結合したままなら、血液を送ってくれているジョディの心臓が止まるまでの約半年間は生きられるのに、分離手術を受ければ、手術中に亡くなってしまうのですから。

けれどもメアリは、ジョディから「借りた時間を生きている」に過ぎず、すでに「死を運命づけられている」。というのも、メアリが生まれつき負っている脳や心肺機能のダメージは、医学によっては決して治すことができないので、分離手術をしなくても長くは生きられないからです。

双子の「最善の利益」は、治療の成果をより多く受け取ることのできる子どもに、生きるチャンスを与えることである。ふたりの「最善の利益」を比較すると、この場合「もっとも害の少ない選択肢」は、分離手術を行うことであると、裁判所は述べました。

手術はジョディの正当防衛？

さらに、裁判所は、メアリがジョディの心臓から血液を送ってもらっていることに着目しました。そして、ジョディの血液を吸い取ることによって、「メアリはジョディを殺そうとしている」のだから、手術はジョディを助けるための「正当防衛」とみなすことができるとしました。

分離手術は、第一審が解釈したような、栄養や水分補給を控える消極的行為と見なすことはできない。手術は明らかに、メアリの死を意図した、医師の積極的な行為であると裁判所はいいました。だってメスを入れるのですから。

けれども、今回のケースは非常に特殊な状況にあるので、医師の行為（分離手術）は、メアリによって生命を脅かされている状況から、ジョディを救うための緊急的な措置であり、医師は殺人の罪にはならないとしました。

ただし、裁判所は、このケースが特異なケースであることを繰り返し強調し、この判例が、けっして安楽死を正当化するために用いられるべきではないことを警告しています。

イギリスでは、栄養や水分の差し控えは認められていますが、投薬などの「積極的」な行為による安楽死（積極的安楽死）は、認められていないからです。今回のケースに限って、ジョディのいのちを守るための「正当防衛」として、この安楽死を認めたということですね。

裁判所の「道徳的傲慢」

この控訴院の判決、みなさんは妥当だと思われますか。

このとき、親に決めさせた方がよかったという批判もありました。

双子の両親が主張した「どのような理由であれ、罪のない赤ん坊（メアリ）を殺すことは許されない」という考え（生命の神聖さ、SOL）は、なにもカトリック固有のものではなく、私たちの誰もが理解することのできる信念です。そして、この考えから分離手術を拒否することもまた、「二人死んでしまうより、一人助けたい」という考えと同じくらい、合理的（筋の通った考え）と見なすことができるからです。

二つの選択肢が同じように「合理的」であると思える場合には、どちらを選ぶかは、親に決めさせた方がよいのではないか。その両親の希望を踏みにじったのは、裁判所の「道徳的傲慢《ごうまん》」であると批判されました。

その後、両親は上訴を断念し、判決が確定されました。二〇〇〇年一一月六日、二〇時間にも及ぶ分離手術が行われ、予想通り、メアリは手術中に死亡してしまいましたが、ジョディは無事に手術を終えました。

手術後、ジョディは医師も驚くほどの成長ぶりを見せ、二〇〇一年六月一七日、故郷のマルタ共和国ゴゾ島の両親の元に帰りました。

女神の生まれ変わり

このケースは、さまざまな角度から考えることができます。

メアリは、脳に重度の障がいを負って、意識がありませんでした。けれども、当然ながら、一人の人間として、両親のかけがえのない愛娘として扱われていました。では、もし、このメアリに頭がなかったとしたら？　「人の形」をしていなかったら、彼女は人間とは見なされず、ジョディにくっついている「しゅよう」のようなものと考えられたのでしょうか。

このようなことを思ったのは、ある報道番組で取り上げられた「ラクシュミ」という女の子を見たからです。

インドの農村で生まれたラクシュミは、生まれつき手足が八本ありました。私たちがその赤ちゃんを見たら、びっくりしてしまうかも知れませんが、彼女の両親が住んでいる村の人たちは、みな彼女の姿を見に来ては、手を合わせていました。インドで昔から、人びとの信仰の対象となっていた「ラクシュミー」という神様には、手足が八本あり、彼女は、その神様の生まれ変わりとして、村人から崇《あが》められていたのでした。

医療チームが最新の医療機器を用いて彼女の身体を調べたところ、じつは彼女の下半身に、もう一人の子どもが逆さまになって、つながっていることが分かったのです。ラクシュミは結合双生児だったことが判明しました。ただし、もう一人の子どもには、手足と胴体部分はあったのですが、頭がありませんでした。

このまま成長すれば、二人分の体力を使い、ラクシュミのいのちは長くはないと、医療チームは両親に告げました。彼女を助けるためには、分離手術をして、もう一人の頭のない子どもを引き離す必要があると伝えたのです。

両親はとても悩みました。村で神として崇められている娘に手術を受けさせたら、神に対する冒瀆《ぼうとく》だといわれて、親子ともひどい目に遭ってしまうのではないか。せっかく村人に愛されている娘の幸福や術後の自分たちの状況を考え、一旦は手術を拒否した両親でしたが、娘のいのちには代えられないと、村を離れる決心をして、手術を受けさせることにしました。
そのとき、両親にも、医療チームにも、ラクシュミから分離される子どもを「殺す」という考えは浮かんできませんでした。頭がなかったからです。

つまり、人間とはなにかを考えるとき、頭があるかどうかということが、大きなポイントになってくるということですね。

じつは、さきのジョディとメアリのケースについての議論のなかには、「メアリは「しゅよう」のようなものだ」という意見もあったのです。メアリの脳の大部分が機能していなかったため、人間というよりは、ジョディの身体にくっついている「しゅよう」のようなものとして考えれば、ジョディのために「しゅよう」を取り除く分離手術は認められるというのです（もちろん、これは脳が機能していないヒトは「人間」とは言えないとまでいっているのではなく、ジョディを助けるために何とか分離手術を正当化したいという気持ちから主張された「苦肉の策」です）。

頭があったり、脳が機能したりすることが、人間であるか、そうではないか、あるいは、いのちの優先順位と結びついてくることが、生命倫理の場面ではときどき見られます。

みなさんは、いかがでしょうか。

ジョディとメアリのケースと、ラクシュミのケースとは、何が違うのでしょうか。

そして、メアリは「しゅよう」なのでしょうか。

◇**参考文献**

"Siamese Twins" BBC NEWS, 二〇〇〇年八月二五日放映

小林亜津子『看護が直面する11のモラル・ジレンマ』ナカニシヤ出版、二〇一〇年

千葉華月「シャム双生児分離手術事件控訴院判決」『年報医事法学』(二〇〇一年一六号)日本医事法学学会編、二〇〇一年、三一八-三二七頁

第6章　いのちの「優先順位」は誰が決めるのか

碧《あお》くて遠くまで広がる海原を思い浮かべて下さい。波が陽の光にあたって、白くキラキラと輝いていています。どこまでも続く美しい海洋のなかに、ポツンと、何かが浮かんでいます。よく見ると、それは小さな救命ボートでした。

つい先ほど、沖に出た小船が波に煽《あお》られて転覆し、乗っていた四人の人間と一匹の犬が、命からがら救命ボートにたどりついたのでした。

周囲をくまなく見渡しても、どこにも陸らしきものは見当たりません。しばらく漂流を続けなければならないかもしれません。

けれども、救命ボートは四人乗りで、重量オーバーです。さっきからグラグラと揺れたり、大きく傾いたりして、今にも沈みそうです。もしこのまま全員がボートに乗ったままなら、やがてボートは沈んでしまうでしょう。そうしたら、全員が死んでしまいます。

全員が死んでしまうことを避けるためには、このうち誰《だれ》か一人、または一匹を海中に放り出さなければなりません。あなたなら、誰を海に放り出そうとするでしょうか。

もちろん、誰かを放り出すなんてできないと思う人もいるでしょう。でも、そうしなければ全員死んでしまうという切迫した状況下での話です。四人のうちの誰か、あるいは一匹の犬——飼い犬のシロです——を放り出さなければなりません。さあ、どうしたらよいでしょうか。

私が大学の授業で、学生にこの話を投げかけると、ほぼ全員一致で、同じ答えになります。それはみなさんと同じ答えかもしれません。

そう。もっとも多い答えは、シロをボートから放り出すことです。なぜ？　と聞くと、その理由も、たいてい同じものになります。「シロはイヌだから」です。

なぜ「イヌ」だと放り出されるのでしょうか。「ヒトのいのちの方が大事だから」と多くの人は答えます。「イヌよりもヒトのいのちの方が優先されるべきである」という考え方を、私たちの大部分は、ほとんど「自然に」もっていると思います。

このようないのちの「優先順位」は、「誰」が決めるのでしょうか。そして、それは

「正しい」のでしょうか。

シンガーの「種差別」

「イヌよりヒト」という私たちにとって「ごく当たり前」の感覚を、ピーター・シンガーは、「種差別」と呼んで、つよく批判しました。シンガーはオーストラリアの倫理学者で、一九七五年に上梓された『動物の解放』(Animal Liberation)という著作によって、大きな議論をまき起こし、動物の権利を主張する「アニマルライト運動」の理論的なリーダーとなりました。

『動物の解放』のなかでシンガーは、私たちに対して「種差別」というキーワードを突きつけています。

「種差別」(speciesism)とは、「人種差別」(racism)のパロディで、くだいて言えば〝ヒトという種に対するえこひいき〟ということになるでしょうか。

たとえば、人種差別では、ある人を同じ人種であるというだけで優遇したり、自分とは異なった人種であるというだけで差別したりします。それと同じように、自然界の動物種は、それがヒトという種に属しているというだけで優遇され、ヒトに属していない、ヒト以外の種であるというだけで、差別的な扱いを受けています。

先ほどの「救命ボートのたとえ」では、シロは、「ヒトではなくイヌだから」という理由で、放り出されようとしていましたね。それが、まさに「種差別」です。

シンガーは、そのような「種差別」は、人種差別や性差別などと同じく、「根拠のない偏見」であって、不当であると言いました。そして、功利主義の立場から、快楽や苦痛を感じ、それを表現できる存在者に対しては、種を問わず、同等の道徳的配慮を向けるべきであるといいました。

簡単に言えば、ヒトと同じように痛みや苦しみを感じる動物に対しては、ヒトと同じ配慮をするべきだということです。イヌだって、海に投げ出されて溺《おぼ》れれば、私たちヒトと同じように苦しみや恐怖を感じるでしょう。それなら、シロが「イヌだから」という理由だけで放り出されるのは、種による「差別」であって、許されないことだというのです。

理屈では、「そうかなぁ……」と思えるかもしれませんが、もしシンガーの言うように「種差別」をやめるとしたら、イヌではなくヒトを海に放り出すことだってあり得ます。これをみなさんは認めることができるでしょうか。

ヤマネコを優先したブラック・ジャック

では、これが「誰を放り出すか」ではなく、「誰から先に助けるか」という問題だったらどうでしょうか。

漫画『ブラック・ジャック』の「オペの順番」では、ピノコと一緒に西表島《いりおもてじま》の近くに来ていたブラック・ジャックが船で帰途についたところ、同じ船に閉じ込められていたイリオモテヤマネコが暴れだしてしまいました（密猟者によって違法に捕獲されたのです）。

興奮していたイリオモテヤマネコは、赤ちゃんに噛《か》みついて重傷を負わせてしまいます。あせった密猟者は、銃でイリオモテヤマネコを撃とうとしますが、狙《ねら》いが外れて、銃弾が同じ船に乗り合わせていた代議士の腹部に当たってしまい、さらにとうとうヤマネコも撃たれてしまいました。

莫大《ばくだい》な治療費と引き換えに、赤ちゃんと代議士の手術を引き受けることになったブラック・ジャック。この二人とヤマネコのケガの状態を確認した後、彼が最初に治療をしたのは、ヤマネコでした。そして、赤ちゃん、最後に代議士の順番で治療を行い、ヤマネコも二人のけが人も無事に助かりました。

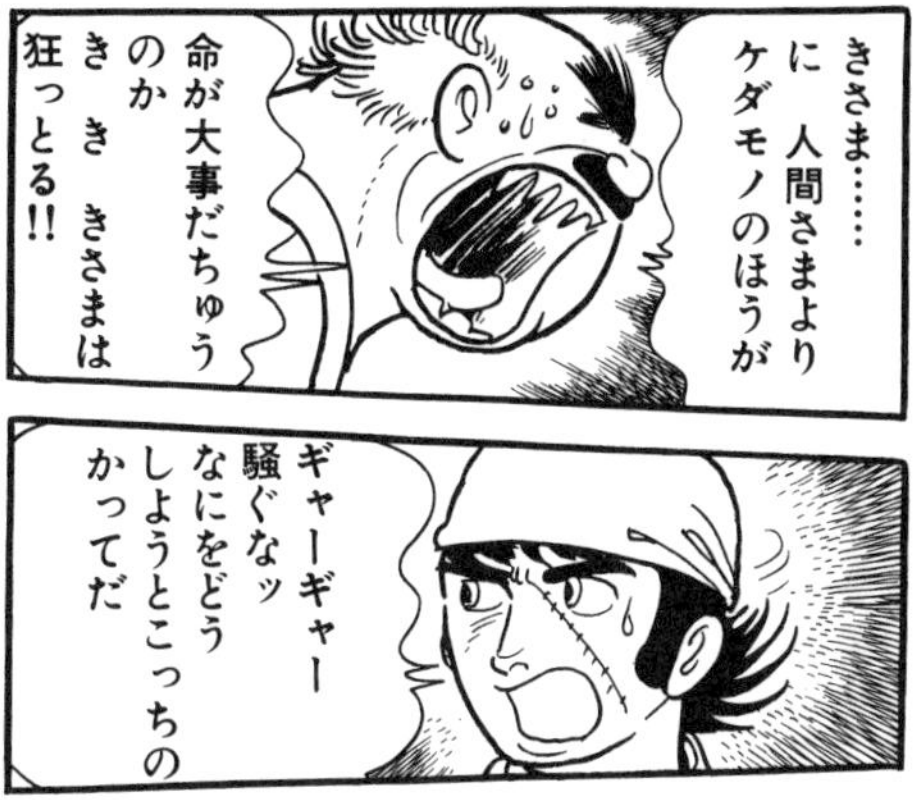

手塚治虫『BLACK JACK』第9巻（秋田文庫）「オペの順番」より

怒ったのは、後回しにされた代議士です。「きさま……に、人間さまよりケダモノのほうが命が大事だちゅうのか。き、き、きさまは狂っとる!!」激怒する代議士をふり返り、ブラック・ジャックは「なにをどうしようとこっちのかってだ」とあしらいます。

代議士はブラック・ジャックを訴えます。ブラック・ジャックは法廷で、ケガの緊急度に応じて手術をしただけだといいましたが、ヒトよりネコを優先したことで、有罪となります。閉廷後に彼が代議士に渡したカルテには、代議士が進行性のがんであることが記載されており、あせった代議士が、手術をしてもらう代わりに訴えを取り下げて、一件落着となります。

ブラック・ジャックは、「種差別」をしなかったのですね。

この話が雑誌に掲載された一九八三年当時、西表島のヤマネコと人間の共存が問題となっていました。手塚治虫は、それを意識して、これを描いたのかもしれません。

「種差別」と動物実験

「種差別」の観点から、シンガーがつよく批判したものに「動物実験」があります。

「動物実験」と聞いても、あまりピンときませんか?

私たちの使っている医薬品の有効性やリスク、あるいは化粧品や日用品などの安全性を確認するために「動物実験」がひろく行われていることはご存知でしょうか。今ではさまざまな本やサイトなどがあり、比較的簡単に調べてみることができます。

みなさんも、自分がいつも使っているシャンプーや化粧品が、動物実験を行って作られたものなのか、知ってみたくはありませんか。私のよく使う「シャネル」のメイク用品や「ラッシュ」の石鹸《せっけん》などは、「動物実験」をしていないということを謳《うた》っています（別にそうした理由で使っているわけではないのですが……）。

最近では、アンチ・動物実験をコンセプトにした化粧品メーカー（ザ・ボディショップ）も登場しており、消費者の意識も、以前よりはるかに敏感になっています。

動物実験のなかには、動物の身体に薬品や化粧品の原液を塗ったり、薬液を目に点眼したりするものもあって、動物たちに苦痛を与える場合もあります。ふつう、人間に対しては、とてもできないような（許されないような）苦痛やリスクの大きい実験であっても、「ヒトではないから」という理由で、動物を使って行うことは容認されています。

シンガーは、これもまた許されざる「種差別」だとして批判しました。

シンガーの議論はこうです。

たとえば、実験のとき、健康で感性の豊かなチンパンジーの代わりに、脳死状態の人や無脳症（脳の大半が欠損していて、意識がない状態）の新生児を被験者にしてもよいと思うでしょうか。

チンパンジーは精神活動も活発で、痛みや苦しみを感じることができますが、脳死状態や無脳症の子どもは、何も感じることができません。それなら、苦痛を感じない「ヒト」を使った方が倫理的に好ましいと思うでしょうか。

たしかに、健康なチンパンジーが実験に使われて苦しむ姿を想像すると、とても心が痛みます。けれども、だからといって、脳死状態の患者や無脳症の赤ちゃんを実験に使ってよいとストレートに言える人は少ないと思います。

なぜでしょうか。もし、その理由がたんに「患者や赤ちゃんはヒトだから」ということだけだったら、それがまさに、シンガーの批判する「種差別」になります。「種差別」をやめるなら、「ヒトではない」という理由だけで、チンパンジーを実験に使うことはできなくなります。

人間は万物の霊長？

たしかに「種差別」はよくないことかもしれないけれど、どうしてもヒトを優先したくなってしまうという人は、みなさんのなかにも大勢いらっしゃるでしょう。私もそうです。こんなことを考えずに、普通に(?)生きていれば、私たちはほぼ全員、種差別主義者になっているんじゃないでしょうか。どうしたって、同じ種であるヒトのいのちを大事に考えてしまいます。自分が種差別をしていることさえ、自覚できないでいるかもしれません。

シンガーはそれを「根拠のない偏見」だと批判します。「種差別」には、本当に根拠がないのでしょうか。

「ヒトを優先する理由はあるよ」という人もいるでしょう。「人間は「万物の霊長」なんだから、やっぱり他の動物とは違うよ」というのです。

たしかに、私たちの多くは、「人間は他の動物よりも優れているから」、動物を支配しているのは当たり前だという素朴な感覚をもっています。けれども、シンガーは、人間は本当に「万物の霊長」なのだろうかという疑問をつきつけます。

人間より動物のほうが、能力的にも優れ、感受性も豊かな場合だってあるのではないか。たとえば、人間の赤ちゃんと馬や犬を比べると、思考能力、言語能力、理性、コミュニケーション能力など、すべての点で、動物の方がむしろ優れているといえるのではないか。

それに、「優れているかどうか」ということだけでなく、そもそも人間と動物を区別することは、どのような仕方によってもできないんだと、シンガーはいいます。本当にそうなのでしょうか。

人間と動物の違い

みなさんは、いかがですか。人間と動物の違いを、思いつくだけあげてみてください。「人間と動物との違いは？」と問われたら、おそらくつぎの二つの観点が思い浮かぶのではないでしょうか。ひとつは身体的特徴、もう一つは、何らかの精神的能力です。

まず、身体的特徴、たとえば、人間だけが二足歩行をする、人間にはしっぽがない、人間は動物のように毛深くないなど……。あげれば他にもあるかもしれません。これで、人間と動物とを区別することはできるのでしょうか。

厳密にいうと、このような身体的特徴は、人間と動物の区別の根拠とはなりにくいのです。人間だけが二足歩行すると言いますが、人間であれば、誰もが二本足で歩くことができるのでしょうか。たとえば、人間の赤ちゃんは立つことができません。成人していても、足が不自由で立てなかったり、歩けなかったりする人はいますし、生まれつき足が二本ない人だっています。このような人たちは人間ではないのでしょうか。

しっぽも、外見上はわかりませんが、人間もX線撮影で確認すれば、仙骨という骨が一個、しっぽのなごりとして残っています。

体毛も、多毛症という遺伝性疾患の人がいて、全身が頭髪と似たような密度で毛におおわれているというケースがあります。多毛症の人は、人間ではないのでしょうか。

このように、身体的特徴で人間と動物とを区別することは、なかなか難しいのです。

すべての人間は言語を使える?

では、一定の精神的能力で、人間と動物とを区別するやり方はどうでしょうか。

たとえば、人間は理性をもつ、人間には自己意識がある、人間は言語を使う、人間は知能が高い、人間は道具を使うなど……。

これも問題があります。この基準で区別しようとすると、動物だけでなく一部の人間も「人間」の定義からもれてしまいます。

たとえば、「人間は言語が使えるけれど、動物は話せない」といっても、すべての人間が必ずしも言葉を話すことができるわけではありません。人間の赤ちゃんは話すことができませんから、赤ちゃんは動物なのでしょうか。また、成人した人間は全員、言葉を使うことができるかといえば、そうではありません。進行したアルツハイマー病の人、重度の精神疾患の患者や、脳内出血などの後遺症で言語中枢にダメージを負っている人は、発話が難しくなったりします。

このような人たちは、「人間」ではないのでしょうか。同じことは、理性や知能、道具を使うといった定義にもあてはまってしまいます。すると、このアプローチもうまくいかなくなります。

では、人間と動物との違いは、一体どこにあるのでしょうか。かなりの難問ですね。

ちなみに、学生たちは、実に多彩な答えをあげてくれます。たとえば、動物は足ることを知っているが人間の欲には限りがないとか、動物は自殺をしない、動物には思春期の「恥じらい」がない（異性に対して、欲望のままに行動する）、動物は人間よりも寿命が短い（カメは別）、自分の身体的な弱さを「技術」の力でカバーできるのは人間だけ、同じ種の生物を大量に殺害するのは人間だけ（戦争など）……といった、多種多様な解答が挙げられます。

意外な答えが発見できると、面白いかもしれません。

「種差別」をやめられるか

ともかく、このような味のある（?）答えは別として、さきの身体的特徴や精神的能力で、人間と動物とを区別することは難しいことがわかりました。両者の区別の根拠が見あたらない以上、私たちの一方的な動物支配を正当化する根拠もまたどこにもないのだとシンガーはいいます。

「ヒトと動物とは違うもので、ヒトの方が動物より上」という私たちの感覚は、ただの「思い込み」や「偏見」なのでしょうか。

たとえそうだったとしても、まったく「種差別」をせずに、人間と動物とを同じように「平等に」扱うことができるでしょうか。

たとえば、さっきの「救命ボートのたとえ」にちょっとアレンジをしてみましょう。ボート上の四人の人間のうち、三人は二〇歳前後の若者で、一人は八〇歳の人、そして犬のシロは若い犬で、少なくともその高齢者よりも先が長いとします。さっき、シロが「イヌだから」という理由で、海に放り出すことを選んだ人、考え方が変わりましたか？

つまり、ヒトかヒトでないかを問わずに、余命の長さだけを考えることができましたか？

また、もしシロが、みなさんの「もうひとりの家族」だったとしたら、どうでしょうか。考えが変わりますか？　東日本大震災では、愛犬を助けようとして家に戻り、津波にのまれてしまった人もいます。そのような人にとって、「イヌ」は、我が身をもかえりみないほど大事な「うちの子」なのかもしれません。

では、これはどうでしょうか。

ボート上の四人のうち、一人が無脳症の子どもや、脳にダメージを負って意識を回復することのない人間だとします。意識のない人間であれば、海に投げ出されて溺れても、苦痛や恐怖は感じないでしょう。だから、苦痛を感じるシロよりも、何も感じない人間を放り出した方が「よい」のでしょうか。

このように「種差別」についての議論は、動物にとどまらず、人間の「生命の質」にかんする決定や判断にまで広がっていきます。

シンガーのように動物の権利を主張する論者の多くが、障がい新生児の治療停止（重い障がいをもって生まれてきた子どもを治療せずに死なせること）を認めています。また、中絶にかんしても、プロ・チョイス（pro-choice）を支持し、胎児の生命よりも、母親の選択が優先されるべきだと主張しています。

無脳症の子どもは苦痛を感じることはないですし、生まれる前の胎児は、まだ人間としての自己意識をもっていないと見なされるからです。

「いのち」に対する配慮を「苦痛を感じるか」、「自己意識をもっているか」といった特定の能力によって決定しようとする（ある種の能力主義ですね）立場は、動物のいのちや権利を尊重する一方で、人間のいのちを軽視しているようにも見えます。

もっとも「種差別」は、ヒトだけにあるとは限りませんよ。他の種だって、「種差別」意識をもっているかもしれません。たまたま今、生物種のなかでもっとも「力」をもった種がヒトであるだけで、映画『猿の惑星』のように、サルが地球の支配者になったら、やはり「種差別」をして、サルが優遇されるようになるだけかもしれないのですから。

◇参考文献

ピーター・シンガー編、戸田清訳『動物の権利』技術と人間、一九八六年
ピーター・シンガー著、戸田清訳『動物の解放』技術と人間、一九八八年
マーク・ベコフ著、藤原英司、辺見栄訳『動物の命は人間より軽いのか――世界最先端の動物保護思想』中央公論新社、二〇〇五年
手塚治虫『ブラック・ジャック』第九巻、秋田文庫、一九九三年

第7章　いのちの「始まり」は誰が決めるのか

『ヴェラ・ドレイク』という映画をご存知でしょうか。

優しい夫と子どもたちに囲まれて、幸せなヴェラ。家族だけでなく、隣人にも優しい彼女は、細やかな気遣いで周囲の人に愛されています。人びとはいいます。「彼女の心は黄金だ」と。

しかし、そんな彼女には、夫にも言えない「秘密」がありました。あるとき、ヴェラは、メモを頼りに若い女性を訪ねます。家に入ると彼女は、「まずはお湯を沸かさなきゃ」といってやかんを火にかけてから、チーズおろしで石鹸《せっけん》をおろし始めました。

そして女性に、下着を脱いでベッドに横になるようにいいました。洗面器の石鹸水に吸引器を入れ、「大丈夫よ」と声をかけながら、女性の体内に石鹸水を入れ始めました。水が「いっぱい」になると、ヴェラは「あとは待つだけよ」と言い残し、女性の家を後にしました。

ヴェラは何をしたのでしょうか。

〝娘さんを「助け」ました〟

愛娘の婚約祝いの最中に、警察がヴェラの家を訪ねます。ヴェラは青ざめ、恐怖にうちふるえながらも意を決したかのように言いました。

「なぜ来たのか、分かっています。」

「なぜだと思いますか?」「あなたは何をしたのですか?」

警察官の質問に、彼女はつぎのように答えました。

「「困っている」娘さんたちを「助け」ました」

「どうやって助けるのですか?」

「元の体に戻すんです」

ヴェラが女性たちをどのように「助け」てきたのか、もうお分かりいただけましたか。

一九五〇年、中絶が法律で禁止されていた時代のイギリスで、彼女は、娘さんたちを「助ける」ために中絶の処置を行っていたのです。もう二〇年以上……。お金を一切受

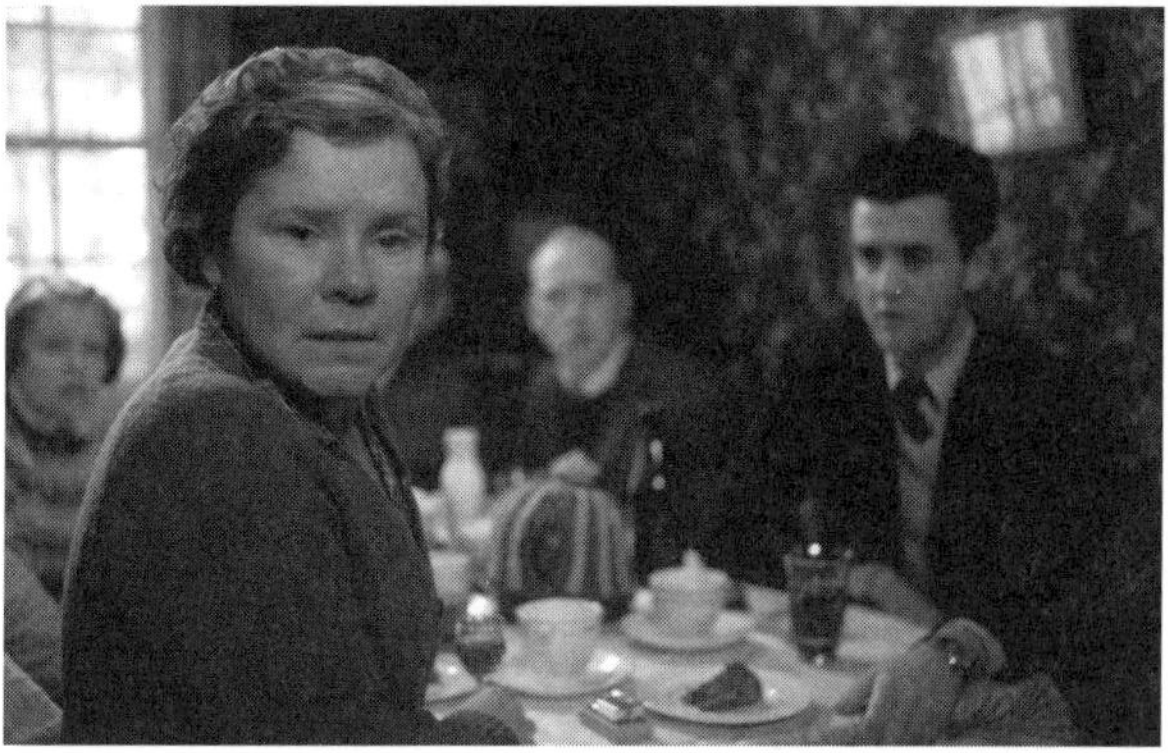

『ヴェラ・ドレイク』©2004 UNTITLED03／STUDIOCANAL／UK FILM COUNCIL. 提供：東京テアトル／博報堂 DY メディアパートナーズ／アミューズソフトエンタテインメント

け取らず、ただ困っている女性を助けたいという一心で、行ってきたのです。

「堕胎は、犯罪ですよ」

「分かっています」「でも、私が助けなければ、他の誰《だれ》もいないんです」

隣人に対しても、とても愛情深いヴェラ。自分を頼ってくる「困った」女性たちを見過ごすことができなかったのです。

彼女は警察へ連れて行かれました。何も知らない夫と子どものことを考え、ヴェラは涙が止まりませんでした。警察官の勧めで、彼女自身の口から、夫に「自分のやってきたこと」を話すことになりました。彼女は涙にむせび、なかなか言葉が出てきません。

やっとのことで、消え入るようなか細い声で、夫に告白しました。夫は茫然《ぼうぜん》とします。帰宅した夫は、迷った挙句、息子と娘にそれを伝えました。二人とも「まさか……」と驚きを隠せませんでした。

〝赤ん坊だぞ！〟

警察官から、女性たちを「助け」始めたきっかけを聞かれたとき、ヴェラはなかなか答えることができませんでした。警察官に「あなたも「困った」ことがあったから？」と聞かれると、彼女は一瞬身をこわばらせ、身体をふるわせて声を押し殺しながら激しく嗚咽《おえつ》しました。

三か月後に出頭するという条件つきで、警察に協力的だったヴェラは釈放されます。家に戻った母を、娘は泣きながら受け入れます。けれど、息子はなかなか母親のしてきたことを許すことができません。

父親は息子に言い聞かせようとします。

「ママは「困った」娘さんたちを「助け」たんだ」

「赤ん坊だぞ！」「ママがそんなことをしていたなんて」

ヴェラは沈痛な面持ちで「悪いことじゃないわ」とつぶやきます。

ことが発覚したきっかけは、彼女が「助け」たパメラという女性が、「流産」の後に生命の危機に陥ったことです。すぐに病院で手術を受け、幸いにも一命は取り留めましたが、不審に思った医師が警察に通報し、捜査が行われたのです。

ヴェラは違法な中絶を行ったこと、さらに、それによってパメラの生命を危うくしたことによって、告訴されました。

みなさんはいかがでしょうか。ヴェラのしたことは「悪いこと」なのでしょうか。

彼女は「女性を助けた」のでしょうか。それとも、息子が叫んだように、「罪のない赤ん坊を殺《あや》めた」のでしょうか。

そもそも、お腹のなかの胎児は「人間」なのでしょうか。

「プロ・チョイス」と「プロ・ライフ」

アメリカでは、中絶の問題は「プロ・チョイス」と「プロ・ライフ」との激しい対立として繰り広げられてきました。

「プロ・チョイス」は、胎児のいのちより、母親の選択を優先すべきであるとする立場で、「プロ・ライフ」は、胎児の「いのち」を優先するべきだと主張する立場です。

『ヴェラ・ドレイク』では、ヴェラは「プロ・チョイス」に近いですね。

彼女が「助けた」女性たちのなかには、経済的にこれ以上、子どもを育てることのできない主婦や、ストーカーのようにつきまとう男性に無理やり「妊娠させられてしまった」女性もいました。

まだ生まれていない胎児よりも、現に今、苦悩のうちにある女性の方を助けたいという気持ちは、ヴェラ自身が過去に「助けられた」経験に裏打ちされてもいます。

判断能力のある成人は、自分のいのちやからだに対する決定権をもつということが、自律の尊重を前提とした生命倫理の基本原則であるということを、第3章でみました。

そして、いのちやからだの自己決定権という考え方が、モノの処分権から派生しているということも、第1章でお話ししました。

お腹のなかの胎児を生むか中絶するかについては、その女性の選択権が優先される。

ということは、体内の胎児にまで、母親の自己決定権が及ぶということですね。胎児は母親の所有物で、その女性の処分権の対象となるのでしょうか。

たとえば、献血や臓器提供などは、本人の意思によって決めることができます。臓器や血液（血液も臓器なのですが）は、その人のからだの一部であって、本人には自分の「からだ」に対する決定権があると考えられているからです。

胎児はどうでしょうか。

たしかに女性の体内にいて、母体に依存していますが、胎児は「臓器」などとは別だと言われます。何が違うのでしょうか。決定的に違うのは、それが「潜在的な人格」、未来の人になる可能性を秘めているということです。いずれは人間になるのですから、むやみに殺められてはならないという考えが出てくるのですね。

プロ・ライフやカトリック教会が、中絶に反対する理由は、ここにあるのです。彼らにとっては、胎児は、母親の決定さえも及ばない、独立した尊厳をもつ「人格」と見なされているのです。

アイルランドのX事件

少し前置きが長くなりましたが、この章では、生まれる前のいのちの「始まり」について、一緒に考えてみたいと思います。

「人間のいのちの始まりはいつか」。この問題が欧米で議論されるときには、必ずといってもいいほど中絶の問題が意識されていました。そこでは「胎児の道徳的地位」(moral status of fetus)が議論の的となりました。胎児は人か、人ではないのかという問題です。胎児が人だったら、殺人にあたる中絶は認めることができませんよね。『ヴェラ・ドレイク』の時代では、違法とされていた中絶ですが、現在では、イギリスは一定の妊娠期間までは、中絶を認めるようになっています(もちろん、他にも条件があります)。そのため、中絶を禁じているアイルランドから、イギリスへ渡って中絶手術を受ける女性たちが絶えません。「助け」を必要とする「困った」女性たちは、国を問わず、過去にも現在にも、多くいるんですね。

中絶に厳しいアイルランドで、一九九二年に「X事件」として知られるようになった裁判を取り上げてみましょう。

一四歳の少女Xは、父親の友人から性暴力を受け、妊娠してしまいました（ひどい話です）。少女自身も、少女の両親も、中絶をつよく望んでいました。しかし、アイルランドでは中絶が禁止されているため、両親は、イギリスへ渡って、少女に中絶手術を受けさせようとしました。

両親や少女の訴えを聞いた裁判所は、この訴えを却下しました。そして少女とその両親は、アイルランド国内でも、国外でも中絶手術を受けることを禁じられ、さらに妊娠期間の九か月間、国外へ出ることを禁じられてしまいました。絶対に手術を受けさせないということですね。

少女は、中絶できないなら自殺すると訴えました。一方的に犯罪の被害に遭い、しかも、その恐ろしい加害者の子どもを産んで育てなければならないなんて、耐えられないと考えたのでしょう。少女と両親は、最高裁へ上訴しました。

最高裁の判事たちは、母体の生命に危険がある場合には、中絶が許されると判断しました。少女には自殺する危険性がありました。最高裁で渡英が認められた少女は、両親とともなわれ、イギリスに行って中絶手術を受けることができました。

最高裁の判決を、国内の一部の人たちは、出産にかんする女性の権利が前進したと歓迎しました。その一方で、最高裁の判決を批判し、アイルランド国内でも中絶の自由化に向かう動きができてしまうのではないかと懸念する声も上がりました。

中絶は女性を助けること？　無実の「人」を殺すこと？

最高裁の判事たちは、少女の年齢や、少女が妊娠してしまった経緯を考慮して、少女を「助ける」ために、中絶手術を受けに行くことを認めました。少女の両親も、その支援者たちも、同じ考えでした。彼らにとって中絶は、性犯罪の被害者である少女を「助ける」ことだったのです（映画のヴェラだって、そうですね）。

けれどもこのとき、少女の中絶に反対した人たち——たとえば敬虔《けいけん》なカトリック信者——にとっては、考慮しなければならない「人間」がもう一人いたのです。そう、中絶される胎児です。

カトリックの宗教的信念では、人間のいのちは受胎の瞬間から始まるので、中絶は殺「人」の罪を犯すことになります。中絶は「無実の人間のいのちを奪ってしまうこと」

であると考えられているのです。

胎児は「人間」なのでしょうか。

もし、胎児がまだ「人間」でないのなら、中絶は殺「人」にはなりません。その行為はけっして倫理的に望ましいことではありませんが、殺「人」とは区別されますよね。

この問題を考えるにはやはり、人間のいのちの「始まり」を検討する必要があります。

いのちの「始まり」はいつ

人のいのちはいつ始まるのでしょうか。

私たちのいのちがどのように誕生するのかは、ご存知の方も多いと思います。映像で見たことのある人もいるでしょう。

数多くの精子が、卵管にいる一つの卵子を目指して向かっていきます。その「競争」を勝ち抜いた、たった一個の精子が卵子と結びついて受精卵ができます。やがて分裂を始めた受精卵が、卵管から移動して子宮に着床すると、次第に「人」の形をとるようになり、胎児として赤ちゃんに成長していきます。約一〇か月間、お母さんのおなかのなかで大きくなって、やがてオギャーと産声をあげて生まれてきます。

このような生命誕生のプロセスについては、多くの人が「知っているよ」というかもしれません。しかし、このプロセスのうちのどの時点で、いのちが「人」になるのかと聞かれると、途端に答えにくくなるのではないでしょうか。

いのちはいつ「人」になるのでしょうか。

受精からオギャーと生まれてくるまでの、いのちの捉《とら》え方には諸説あります。選択肢をあげてみましょう。自分の感覚になじむものを選んでみてください。

①受精の瞬間から「人」である。
②受精後、胚《はい》は着床せずに自然に流れてしまうこともある。着床してからが「人」である（この時点で胚は「桑実胚」と呼ばれる状態に成長しています）。
③人の形をとるようになってからが「人」（丸い受精卵からは「人」を想像しにくい）。
④オギャーとこの世に誕生してからが「人」（つまり、受精卵も胎児も「人」ではない）。
⑤配偶子である精子や卵子もそれぞれ「人」である。

いのちの「始まり」はいつ？

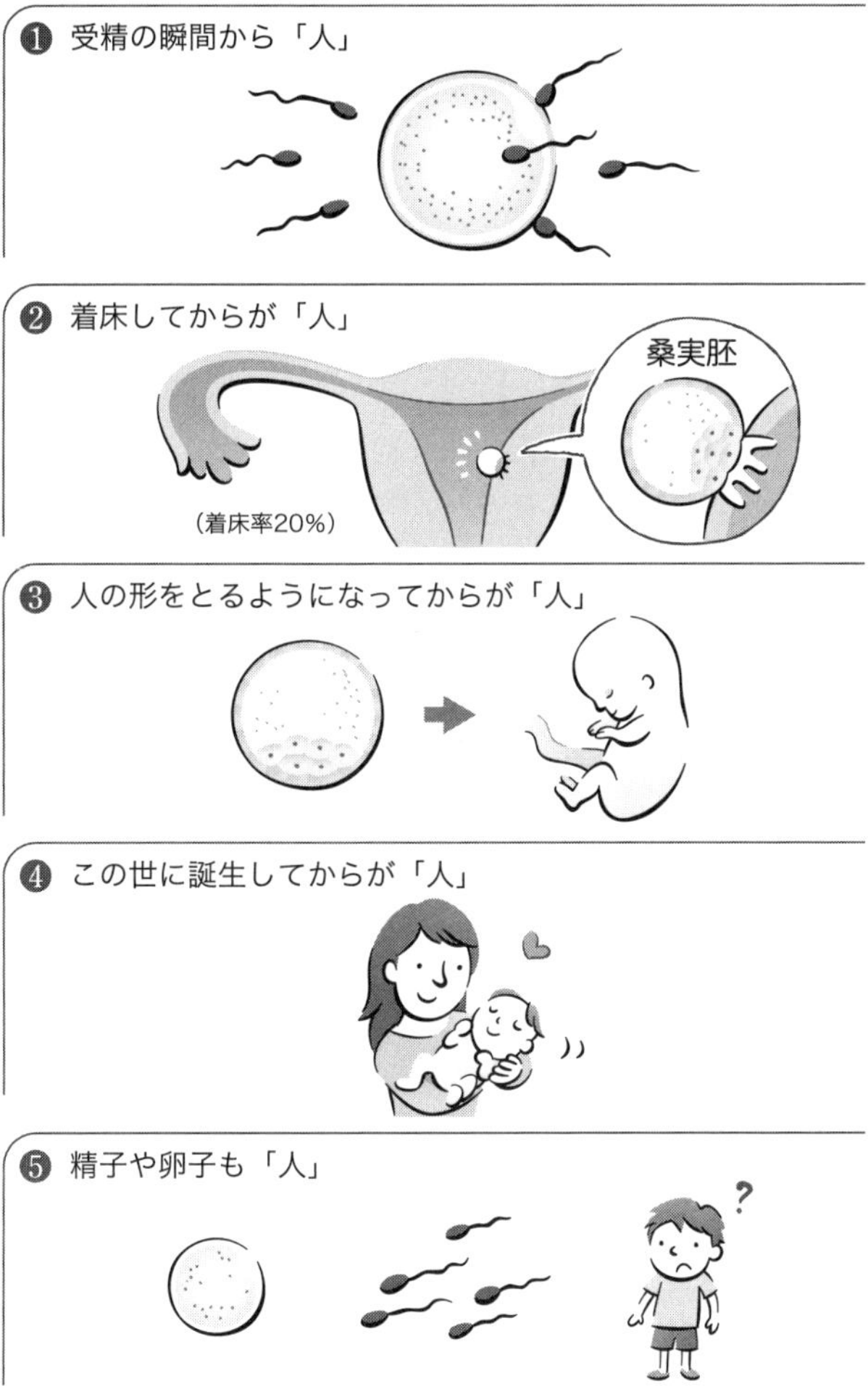
❶ 受精の瞬間から「人」
❷ 着床してからが「人」
桑実胚
（着床率20%）
❸ 人の形をとるようになってからが「人」
❹ この世に誕生してからが「人」
❺ 精子や卵子も「人」
?

受精の瞬間から一人の人間

まず、受精と同時に、人間のいのちが始まるという見方があります（選択肢①）。生物学的には、たしかに受精の瞬間に、特定のＤＮＡをもったヒトが誕生します。

また、ローマ・カトリック教会では、人間は受胎の瞬間から神によって魂を吹き込まれるとされています。ですから、受精卵や胎児もひとりの人間として扱われなければなりません。当然、中絶（胎児を殺める行為です）は、厳格に禁止されています。

日本やアメリカでは、胎児の胎外生存能力（viability）を基準にして、妊娠初期の胎外生存能力をもたない胎児（母体から取り出されたら、死んでしまう胎児）に限定して、中絶を（場合によっては）認めています。母体に依存して生きているうちは、胎児は母体の付属物として考えられ、母親の自己決定の対象となるとされるからです。

けれども、カトリックの立場では、胎児は妊娠期間にかかわらず、人間として扱われ、法的にそのいのちを保護されなければならないということになります。さらに胎児以前の受精卵も、われわれと同じく人間としての「尊厳」をもった存在と見なされます。

ただし、受精とともに人間になると認めたとしても、中絶が倫理的に許容される場合があります。

たとえば、妊娠の継続によって、母体の生命に危険が及んでしまう場合には、母体を優先してもよい（母体保護のために中絶を認める）とする国もあります。日本でもこのような場合には、母体保護法によって中絶が許可されていますし、中絶に厳しいアイルランドでも、（さきの少女のケースで見たように）同様の配慮がなされているようです。

ちなみに、受精卵が分裂の途中で割れて、双生児になる場合もあります（一卵性の双子ですね）。このことから、いのちの誕生は瞬間の出来事（受精）ではなく、プロセスであるという批判もあります。

着床してからが「人」？

いのちは受精後、一定の属性をそなえたとき、初めて「人間」と見なされるという考え方もあります。②の着床の時期を基準とする見方や、③のように「人の形」を基準にする見方もあります。それぞれを検討してみましょう。

②のように、着床してからが「人」だと考える立場も有力です。「人」になるのは、

受精卵が子宮に着床し、「胎児」となってからだというのです。この考え方の根拠になっているのは、着床率です。

一般に、受精卵の子宮への着床率は二〇%程度です。受精卵五個のうちの一個しか、子宮に着床することができません。受精卵は、着床すれば胎児となり、「人」として成長しますが、着床しなければ流れてしまいます。確率から言えば、受精卵五個のうち四個は、流れてしまって「人」にはならないのです。

だから、全ての受精卵を「人」と見なすのは、ナンセンスだといいます。全部が必ず「人」になるとは限らないのですから。よって、着床を基準として、着床前の「人」になる可能性の低い胚は「人」と見なさなくてもよいのではないか、というのです。

大学の講義で学生にこの問題を考えてもらうと、実に半数以上の人が、この②を選択します。着床率が二〇%しかないという事実を初めて知って、驚く学生も少なくありません。多くの人は、受精卵ができたら、自動的に子宮に着床するというイメージを抱いています。でも、受精卵の八〇%は流れてしまうのです。

着床率を根拠とした場合、具体的には、着床が起こると言われる受精後一四日で、

「人」かどうかのラインを引くことになります。すると、受精後一四日未満なら、「人」ではないので、その受精卵を捨てたり、研究に使ったりしてもかまわない。だが、受精後一四日以上経っているなら、「人」と見なされるので、その受精卵の廃棄や研究利用は避けるべきであるということになります。

先ほどのローマ教会の立場からすれば、着床するしないにかかわらず、全ての受精卵はそれぞれかけがえのない「一人の人間」であるということになるので、その生命を奪う行為（受精卵の研究利用や廃棄）は、殺人に等しいということになってしまいます。

人の形をとるようになったら「人」？

③の人の姿をとるようになってからが「人」であるという見方に近いのは、たとえばイギリスです。イギリスでは、受精から一四日後の胚を操作したり、研究目的で破壊したりすることは許されていません。一四日というのは、胚に原始線条（人の形状の発端をなすと見なされる）が形成される時期です。

「人の形」という基準は、感覚的に理解しやすい根拠かもしれません。先ほどの②を選択しなかった学生のほとんどは、この③を選びます。

オギャーと生まれたら「人」？

④のように出生をもって「人」とするというのは、刑法などにも採用されている考え方です（次節で詳しく見ます）。だからといって、出生前のいのちはどのように扱われても構わないということにはなりません。

たしかに私たちと同じような「一人の人間」となるのは出生後だとしても、出生前のヒトだって、何らかの形で道徳的配慮を向けられるべきであると考えることはできます。

このような場合、しばしば用いられるのが「潜在的な人格」という概念です。受精卵や胎児は、今は私たちのような「人格」ではありませんが、「将来の人格」、あるいは「人格」になる可能性をもった存在です。そのため、「未来の人格」として尊重されなければならない存在であって、私たちの利益のため、あるいは私たちの勝手な都合によって、むやみに殺められたり、利用されたりしてはならないということです。

ただし、胎児や受精卵はあくまでも「潜在的な人格」であって、やはり私たちのような「現実の人格」とは別の存在であるとも言われます。たとえば、妊娠を続けると母体の生命が危険になる場合には、胎児（潜在的人格）よりも妊婦（現実の人格）の生命が優先されると考えられるケースです。

⑤のように、精子や卵子も「人」であるという見方をする人は、あまりいないかもしれません。たしかに、ヒトの精子や卵子は生命のもとであり、それらはヒト受精卵になるための「消極的な」可能性を秘めてはいます。けれども、それらが結合して受精卵になるまでは、道徳的配慮の対象とはしないという見解が一般的です。

みなさんはいかがでしょうか。

胎児の死は「死亡」ではない

いまみてきた選択肢のうち、④以外は、少なくともお腹のなかで成長している胎児を「人」と見なすことのできる考え方ですね。

選択肢の④では、まだ生まれていない胎児は「人」とは見なされないことになります。この考え方を採用しているのは、日本の刑法だと言いました。

実際に、胎児の身分が問題になる場面は、交通事故です。

たとえば、妊婦が交通事故に遭って、それが原因で流産してしまったとします。その場合、妊婦に対しては「傷害罪」（自動車運転過失傷害罪）が適用されますが、出生前の胎児は、刑法では「人」として扱われない（人格権がない）ため、胎児の死について「致死罪」（自動車運転過失致死罪）は認められません。

簡単に言うと、事故で胎児を殺めても、加害者は「人」を死亡させた罪には問われないのです。

胎児の死は「死亡」ではなく、「損害」となります。胎児の死は「人が死んだ」のではなく、母親に「不利益を負わせた」と見なされるのです。ですから、流産にともなう母親の身体的および精神的苦痛を理由に、民事で損害賠償を請求することはできます。

けれども、交通事故でお腹の子どもが死んでしまうということは、母親の（父親も）心情としては、大事なわが子を「殺された」という感覚なのかもしれません。加害者に「わが子を死なせた」罪を償ってほしいと思う親もいます。

そのため、近年では、交通事故被害者の会が「交通犯罪・事故の被害に遭った胎児の人権を認め、人として扱うこと」を求めています。

二〇〇六年三月三〇日には、正面衝突事故を起こして妊婦に怪我を負わせ、胎児を死亡させた男性に対して、検察庁が胎児を人とみなして致死罪を適用する初めてのケースが出され、注目を集めていました。

みなさんはいかがでしょうか。交通事故による流産は「人を死亡させたこと」であり、加害者に相応の罪を償わせるべきなのでしょうか。

そうであれば、妊婦の同意による中絶手術も、「わが子を死亡させる」ことであり、妊婦は殺「人」を依頼した罪、中絶手術を施術した人は、殺「人」を実行した罪に問われることになるのでしょうか。

あるいは、胎児は、親に望まれれば「人」、望まれず中絶される場合には、「人」ではないモノと見なされるのでしょうか。

胎児が生きていたらどうする

さらに違った観点から、この問題を考えてみましょう。

たとえば、中絶によって母体外に取り出された胎児が、まだ生きているケースを想像してみてください。中絶された胎児が生きている？　実際にあることなのです。

一九六〇年代後半から、英米を中心に、生きた中絶胎児を試作品の人工胎盤につないでみたり、人工血液を入れてデータを取ったりする研究が行われていました。

たとえ母親に望まれない存在であっても、生きている胎児を実験に利用してよいのかという批判がある一方で、中絶されたらどのみち死んでしまうのであれば、その身体をただ「捨てる」よりは研究に利用した方がよいのではないかという声もありました。

中絶によって胎外に取り出された胎児が生きていたら、みなさんは、どうすればよいと思うでしょうか。

親に望まれていないのだから、そのまま胎児の心拍が停止するまでじっと待つしかないでしょうか。あるいは、やがて死んでしまうのなら、研究に利用してもよいのでしょうか。

また、生きている胎児を、何もせずにただ「看取る」ということと、生きて取り出された胎児の死期を「故意に早める」こととの間に、倫理的な意味の違いはあるのでしょうか。

このことが、とてもショッキングな形で問われた事件があります。

アメリカのマサチューセッツ州で起こった、中絶胎児に対する殺「人」罪を問う裁判です。

中絶の続きか殺人か

一九七五年、ボストンの医師ケニス・エデリンが、殺人罪で起訴されました。エデリン医師は、妊婦の要請に基づいて、子宮切開術によって中絶手術を行いました。けれども、子宮から取り出された胎児は、まだ生きていました。手足をもぞもぞと動かしているその胎児を、彼は、母体とへその緒でつながっている状態のまま、両手で首を絞めて窒息死させたのです。

エデリン医師は殺「人」罪で起訴されました。第一審で陪審員たちは、彼に有罪判決を出しました。陪審員たちの心を動かしたのは、その胎児の写真だったといいます。胎児はまるでごく普通の「赤ちゃんのように見えた」そうです。

たとえ、その胎児が、母体の外に取り出されたらじきに亡くなってしまう胎児であったとしても、取り出された後、積極的に「赤ちゃん」の生命を奪うような行為はなされるべきではない。中絶後の胎児の生死については、胎児自身の自然な経過にゆだねられるべきだと、陪審員たちは述べました。

つまり、エデリン医師の行為は、「中絶」された胎児を「殺す」ことだと見なされたのです。「中絶」そのものが、胎児の死を意味するなら、胎児は二度殺されることになってしまいます。

しかし、最高裁で有罪判決は覆されました。彼は無罪となります。最高裁は、窒息死した胎児は、まだ胎外生存能力をもたない時期（アメリカで胎児が「人」と見なされず、中絶が認められる時期）であるから、彼の行為は殺「人」ではなく、合法的な「中絶手術」の続きであったと言いました。さらに、エデリン医師の行為そのもの（中絶が許されている時期の胎児を、母体外で殺害した）を定義するための概念が、現在の法律には存在しないと述べました。

もしみなさんが「裁判員」として、この事件を裁かなくてはならないとしたら、この医師にどのような判決を下しますか。彼は有罪でしょうか。無罪でしょうか。

胎児の首を絞めながら、手術室の時計を見つめていたとき、エデリン医師は何を考えていたのでしょうか。一人の人格を殺そうとしていたのか、それとも中絶手術の続きを行っていただけのつもりだったのでしょうか。

生存胎児に延命治療?

生存している中絶胎児には、延命治療を行うべきだという考え方もありました。

カリフォルニア州は、一九七三年、州法ですべての生存中絶胎児に、医学的治療を受ける権利があることを明言しました。医療者には、生きて取り出された胎児に対する治療義務があることになります。

しかし、実際には、中絶時に取り出された生存胎児に対して、治療などの積極的な措置を行う医療スタッフはほとんどいませんでした。せいぜい、アイソレットと呼ばれる未熟児用の保育器に入れて保温し、酸素を与えて様子を見るだけだったといいます。

なぜ、積極的に治療しないのでしょうか。母親に拒まれ、治療しても生き残る見通しのない赤ん坊に、わざわざ針を刺したり、チューブを入れたりすることは「虐待」のように思えるからなのだそうです。

「中絶」の意味が変わる?

中絶胎児が生きたまま取り出されることによって、「中絶」の意味が変わってしまうかもしれません。多くの場合、胎児を子宮からとりだすことと、胎児を殺めることとは、同時に起こります。けれども、生存胎児が取り出された場合には、中絶は「子宮を空にすること」を意味しますが、「胎児を殺めること」にはなりません。

すると中絶は、たんに「子宮を空にすること」に過ぎず、必ずしも倫理的に悪いことではないという見方もできるかもしれません。

たとえば、ヴェラは子どもを母体の外に取り出すだけ、そして取り出された生きた赤ん坊をどうするかは、その母親自身、あるいは別の人が決めるのなら、ヴェラの行為は罪に問われなくなるのでしょうか。

たしかに、これは理屈としては理解できなくはないでしょう。

けれども、実際に子宮から胎児を取り出す処置を行う人のうち、自分は「子宮を空にしただけ」と思うことができる人が、いったい何人いるのでしょうか。

胎児のいのちを決めるのは誰なのでしょうか。母親ですか。産むか中絶するかは、母親一人の決定にゆだねてよいのでしょうか。それとも、胎児のいのちはカトリック教会や国が保護すべきであって、法律で中絶を禁じてしまうことがよいのでしょうか。

言葉を換えれば、自分のいのちやからだに対する決定権は、体内の胎児にも及ぶのでしょうか。それとも、自分のからだの一部でありながら、胎児だけは、その母親の自己決定をまぬがれているのでしょうか。自分のからだのなかに、自分で選択できない部分があるのでしょうか。

胎児を、女性の身体に寄生しているやっかいな居候にたとえた議論もあります。間借り人である胎児は、大家さんである母親が「出ていって」と言ったら、その子宮から出ていかなくてはならないと。胎児が寄生している身体は、その女性のものなのだから、女性には、子宮を無断で占領している胎児を出て行かせる権利があるのでしょうか。

少なくとも、ヴェラが施術した女性たちは誰ひとり、「やっかいな胎児が出て行ってくれて清々した」などとは思っていませんでした。みな重苦しい不安にさいなまれ、処置が終わると泣きました。

彼女たちは、たしかに自身の選択で中絶することを決めました。けれども、彼女たちにとってはすでに、お腹のなかの胎児は、自分のからだの一部（臓器など）ではなく、ひとつの独立した「いのち」だったのではないでしょうか。

◇**参考文献**

『ヴェラ・ドレイク』アミューズソフトエンタテインメント、二〇〇六年

マイケル・トゥーリー、森岡正博訳、「嬰児は人格をもつか」『バイオエシックスの基礎――欧米の「生命倫理」論』加藤尚武、飯田亘之編、東海大学出版会、一九八八年、九四‐一一〇頁

あとがき

安楽死や精子バンク、中絶など、たびたび報道されて話題になるテーマから、動物のいのち、子どものいのち決定権や結合双生児の分離手術など、これまであまり聞いたことのない問題まで、七つのトピックについて、見てきました。

医療技術の進展にともない、自分の「いのち」に関する医療を、「自分で選ぶ」機会が増えつつあります。自分の死の迎え方（化学療法による延命か、在宅で最期の日々を過ごすかなど）をみずから選択したり、仕事や家庭や学校のなかでの「生活の質」を考えながら、治療方針を選ぶこともできるようになりました。ひとりひとりのライフスタイルや価値観に応じて、医療の選択肢も多様化してきています。

このような医療の決定が問題となる場面を、改めてみなさんと一緒に考え直してみたかったのです。

いかがでしたでしょうか。生命倫理って難しいんだなと思いましたか。それは医療者や法律家、私のような哲学者にとっても同じです。新たに登場してきた倫理問題を、どのような枠組みでとらえ、どのように判断したらよいのか。誰にとっても納得のいく、クリアな答えを探し出すことは、とても難しいことです。

みなさんはおそらく「うーん、自分がブラック・ジャックだったら、赤ちゃん優先かな」とか、「ヴェラの隣人愛はわかるんだけど……」といったように、心のなかでつねに自問自答しながら、本書を読まれたでしょう。すでに自分自身との対話、登場人物との対話が始まっています。

それを周りの人と共有してみたらいかがでしょうか。自分とはまったく違う意見が返ってきて、いつも身近にいる人の意外な一面を発見することがあるかもしれません。

倫理的に考えるということは、究極的な解答を見つけるというよりはむしろ、「何が正しいのか」という「正しさの探求」をしていくことです。そのために、多くの人びとが、さまざまな立場から、同じ問題について一緒に考えていくことが必要になります。

生命倫理は、このような「対話」として展開されてきた学問なのです。

この「対話」に参加しているのは、専門家ばかりではありません。生と死は、「人間」

である限り、誰にでも深くかかわっている問題です。ですから誰もが参加できます。もちろん大人ばかりではありません。子どもの立場からの意見だってあるでしょうし、患者側からの意見だってあるでしょう。生命倫理では、あらゆる立場の人たちが重要メンバーなのです。

この小さな入門書をきっかけとして、生命倫理という「対話」の参加者が一人でも増えてくれれば、とてもうれしいです。

最後に、本書の企画を一緒に考えて下さった、ちくまプリマー新書編集部の金子千里さんに、心から感謝申し上げます。

二〇一一年七月七日　七夕に

小林亜津子

chikuma primer shinsho

ちくまプリマー新書167

はじめて学《まな》ぶ生命倫理《せいめいりんり》「いのち」は誰《だれ》が決《き》めるのか

二〇一一年十月　十　日　初版第一刷発行
二〇二四年三月二十五日　初版第十九刷発行

著者　小林亜津子（こばやし・あつこ）

装幀　クラフト・エヴィング商會

発行者　喜入冬子

発行所　株式会社筑摩書房
東京都台東区蔵前二‐五‐三　〒一一一‐八七五五
電話番号　〇三‐五六八七‐二六〇一（代表）

印刷・製本　株式会社精興社

ISBN978-4-480-68868-2 C0212 Printed in Japan